ポケットマスター臨床検査知識の整理

臨床医学総論／臨床検査医学総論

臨床検査技師国家試験出題基準対応

新臨床検査技師教育研究会 編
小山 高敏・高木 康 著

医歯薬出版株式会社

発刊の序

　臨床検査技師になるためには，幅広い領域についての知識を短期間のうちに習得することが求められている．またその内容は，医学・検査技術の進歩に伴い常に新しくなっている．さらに，学生生活を締めくくり実社会に出ていくための関門となる国家試験はきわめて難関で，臨床検査技師を目指す学生の負担は大きい．

　本書は，膨大な量の知識を獲得しなければならない学生に対し，効率的に学習を進めるために，そして少しでも勉強に役立つよう，学校での授業の理解を深め，平素の学習と国家試験対策に利用できるように配慮してつくられた．国家試験出題基準をベースに構成され，臨床検査技師教育に造詣の深い教師陣により，知っておかなければならない必須の知識がまとめられている．

　「学習の目標」では，国家試験出題基準に収載されている用語を中心に，その領域におけるキーワードを掲載し，「まとめ」では，知識の整理を促すようわかりやすく簡潔に解説することを心掛けた．一通り概要がつかめたら，○×式問題の「セルフ・チェックA」で理解度を確認し，要点が理解できたら，今度は国家試験と同じ出題形式の「セルフ・チェックB」に挑戦してもらいたい．間違えた問題は，確実に知識が定着するまで「まとめ」を何度も振り返ることで確かな知識を得ることができる．「コラム」には国家試験の出題傾向やトピックスが紹介されているので，気分転換を兼ねて目を通すことをおすすめする．

　今回，購入者特典として，スマートフォンやタブレットで閲覧でき，どこでも学習できるよう電子版を用意した．書籍

とあわせて，電車やバスの中などでも活用していただきたい．本書を何度も開き段階を追って学習を進めることにより，自信をもって国家試験に臨むことができるようになるだろう．

　最後に，臨床検査技師を目指す学生の皆さんが無事に国家試験に合格され，臨床検査技師としてさまざまな世界で活躍されることを心から祈っております．

新臨床検査技師教育研究会

序

　「臨床医学総論／臨床検査医学総論」は，各種疾患の病態，すなわち，病因・臨床像・診断法・治療の概略を体系的に学び，疾患と医学検査との関わりについて理解し，臨床医学を支える能力を養う学問です．

　検査に携わるときも，単にデータを出すだけでなく，患者さんの臨床像も知って検査結果について解釈できる能力をもつことが，積極的に医療に参加することにつながります．常にデータをみて考えることは，医学上の新しい発見を生むこともあるでしょう．

　検査技術学を専攻し講義や実習で学ぶ場合，取り扱う疾患は内科系のものが中心になっていますが，各臓器別に臨床で遭遇する頻度が高い重要な疾患があり，教科書に記載されています．本書では，国家試験出題基準に沿って外科系疾患も交じえ，そのエッセンスを最新の情報も加えて提供しています．効率よく，国家試験に必要な知識や臨床に役立つ要点を習得するお手伝いができるようになっています．ご意見，ご要望がありましたら，ご教示ください．

2017年10月

著者を代表して　小山高敏

本書の使い方

1 国家試験出題基準に掲載されている項目をベースに，項目ごとに「学習の目標」「まとめ」「セルフ・チェックA（〇×式）」「セルフ・チェックB（国家試験出題形式：A問題（五肢択一式），X2問題（五肢択二式））」を設けています．"国試傾向"や"トピックス"などは「コラム」で紹介しています．

2 「学習の目標」にはチェック欄を設けました．理解度の確認に利用してください．

3 重要事項・語句は赤字で表示しました．赤いシートを利用すると文字が隠れ，記憶の定着に活用できます．

4 セルフ・チェックA，Bの問題の解答は赤字で示しました．赤いシートで正解が見えないようにして問題に取り組むことができます．不正解だったものは「まとめ」や問題の解説を見直しましょう．

5 スマートフォンやタブレットでも学習に取り組めるように，電子版を付録につけました．

6 初めから順番に取り組む必要はありません．苦手な項目や重点的に学習したい項目から取り組んでください．

ポケットマスター臨床検査知識の整理
臨床医学総論／臨床検査医学総論　電子版
（購入者無料特典）

■電子版の閲覧方法

①「医歯薬出版 電子版（e-ishiyaku）」アプリを App Store（iOS），Google play（Android）からダウンロードして，インストールします（※「医歯薬出版 電子版」で検索してください）．

②アプリを起動し表示された画面に巻末の袋とじに印刷されているログインID，ログインキーを入力してログインします．

③ログインすると，本棚にグレーの書影が表示されますので，タップしてダウンロードしてください．

※詳しい利用方法は，「医歯薬出版 電子版　アプリの使い方」（本棚よりダウンロード）をご覧ください．

※2冊目以降のログイン方法（書誌の追加）は，「アプリの使い方」の2ページをご参照ください．

■動作環境

- 動作環境とは，「医歯薬出版 電子版」が動作することを保証し，お問い合わせ・サポート対象となる環境をさします．下記の動作環境以外の場合は，お問い合わせ・サポート対象とはなりません．

  Androidスマートフォン/タブレット：Android 5.1以上
  iPhone，iPad，iPod：iOS 10以上

※Windows PC，Windows Phone，Macintosh PCには対応しておりません．

■ご利用について

- **ライセンス数（同時に閲覧できる機器数）**：電子版が同時に閲覧できる機器数は，書誌購入1部につき1台になります．また，本製品は購入者以外の方が使用することはできません．
- **閲覧可能期間**：本書誌の発行終了後1年間を経過した時点まで．
- **電子版の刷数**：購入した書誌と同じ刷数になります．
- 本製品のご使用によりお客様または第三者が被った直接的または間接的ないかなる損害についても，当社はいっさいの責任を負いかねます．

■電子版の使い方(マスク機能・解答機能について)
①マスク機能
　本文中の重要事項は,四角い枠で隠れており,枠をタップすると隠れている文字が表示されます.

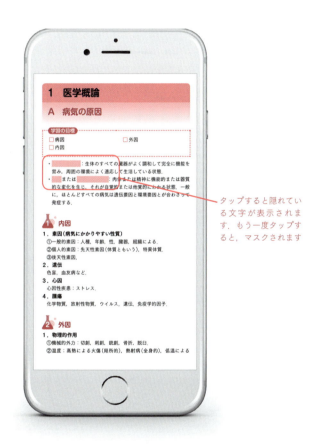

タップすると隠れている文字が表示されます.もう一度タップすると,マスクされます

②解答機能

セルフ・チェックA, Bのページでは，チェックボックスをタップして解答した後，「答え合わせ」ボタンをタップすると正誤が判定されます．正答・誤答は以下の記号で表示されます．

◎：正答　▲：誤答

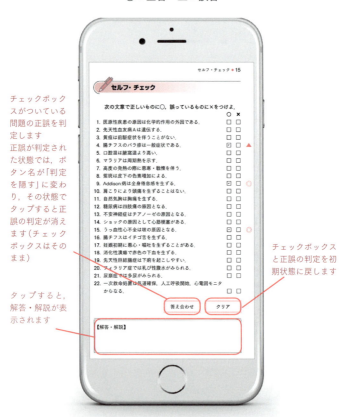

チェックボックスがついている問題の正誤を判定します
正誤が判定された状態では，ボタン名が「判定を隠す」に変わり，その状態でタップすると正誤の判定が消えます（チェックボックスはそのまま）

チェックボックスと正誤の判定を初期状態に戻します

タップすると，解答・解説が表示されます

■お問い合わせ先

電子版に関するお問い合わせは，以下のお問い合わせフォームよりお願いいたします（お電話でのお問い合わせには対応しておりません．何卒ご了承ください）．

https：//www.ishiyaku.co.jp/ebooks/inquiry/

臨床医学総論／臨床検査医学総論

目 次

1. 医学概論 …… 1
2. 循環器疾患 …… 18
3. 呼吸器疾患 …… 40
4. 消化器疾患 …… 63
5. 肝・胆・膵疾患 …… 79
6. 感染症 …… 97
7. 血液・造血器疾患 …… 133
8. 内分泌疾患 …… 158
9. 腎・尿路・男性生殖器疾患 …… 179
10. 女性生殖器疾患 …… 194
11. 神経・運動器疾患 …… 198
12. アレルギー性疾患・膠原病・免疫不全 …… 219
13. 代謝・栄養障害 …… 233
14. 感覚器疾患 …… 253
15. 中毒 …… 258
16. 染色体・遺伝子異常 …… 264
17. 皮膚疾患 …… 269
18. 乳腺疾患 …… 270
19. 検査診断学総論 …… 273
20. 検査情報の活用 …… 285

索 引 …… 297

執筆分担
1〜18章　小山高敏
19, 20章　高木　康

1 医学概論

A 病気の原因

学習の目標
- □ 病因
- □ 内因
- □ 外因

- 健康(health)：生体のすべての臓器がよく調和して完全に機能を営み，周囲の環境によく適応して生活している状態．
- 病気または疾患(disease)：肉体または精神に機能的または器質的な変化を生じ，それが自覚的または他覚的にわかる状態．一般に，ほとんどすべての病気は遺伝要因と環境要因とが合わさって発症する．

 内因

1．素因（病気にかかりやすい性質）
 ①一般的素因：人種，年齢，性，臓器，組織による．
 ②個人的素因：先天性素因（体質ともいう），特異体質．
 ③後天性素因．

2．遺伝
 色覚異常（色覚多様性），血友病など．

3．心因
 心因性疾患：ストレス．

4．腫瘍
 化学物質，放射性物質，ウイルス，遺伝，免疫学的因子．

 外因

1．物理的作用
 ①機械的外力：切創，刺創，銃創，骨折，脱臼．
 ②温度：高熱による熱傷（局所的），熱射病（全身的）．低温による

凍傷．
③光線：日光紅斑（日焼け）．
④気圧：減圧症（潜函病），高山病．
⑤音波：鼓膜破裂，騒音ノイローゼ，難聴．
⑥電気：電撃傷．
⑦放射線：放射能障害．
⑧動揺：乗物酔．
⑨振動：全身振動による平衡器障害．局所振動によるRaynaud（レイノー）症候群．

2．化学的作用
①毒物：腐蝕毒（酸，アルカリ，重金属塩），中毒（全身的に作用）．
②毒素（病原微生物が産生）．
③環境汚染（大気，飲料水などによる）．
④医原性疾患（薬剤による）．

3．生物学的作用
①細菌，真菌，スピロヘータ，リケッチア，ウイルスの感染．寄生虫の寄生．
②菌血症，敗血症．

4．栄養障害
①飢餓による餓死．
②栄養失調（蛋白質摂取不足）．
③ビタミン欠乏症．
④脱水状態．

臨床医学総論／臨床検査医学総論

本科目では疾患の基本を理解し，検査の重要性を学びます．取り扱う疾患は内科系のものが中心ですが，各臓器別に臨床で遭遇する頻度が高い重要な疾患があり，教科書に記載されています．この科目自体に実習があるわけではないですが，他教科の実習や臨地実習すべてに関係していますので，そこで本教科の理解を深め，知識を確実なものにしてください．臨床検査は，常に患者や受診者の状態と併せてこそ意義があり，できる限り受診者を直接みたり，電子カルテを参照することが重要です．

B 病気の症状

学習の目標

- 症候
- 発熱
- 解熱
- 発疹
- 全身倦怠感
- 食欲不振
- やせ
- 肥満
- 痛み
- 心悸亢進
- チアノーゼ
- 浮腫
- ショック
- 脈の異常
- 咳
- 痰
- 呼吸困難
- 下血
- 下痢
- 便秘
- 黄疸
- 腹水
- 多尿,乏尿

1 症状,徴候

1. 自覚症状
①患者自身が感じる異常.
②疲れる,痛い,かゆい,食欲がないなど.

2. 他覚症状
①他人にもわかる異常.
②医師による視診,触診,打診,聴診により把握される.

3. 前駆症状
①疾患特有の症状が現れる前にみられる軽い一般症状.
②黄疸の前の全身倦怠感,食欲不振,嘔気など.

4. 一般症状
①多くの病気に共通する基本的症状.
②発熱,頭痛,全身倦怠感,疲労感,食欲不振,やせ.

5. 固有症状
①ある病気に特有な症状.

②腸チフスのバラ疹，麻疹のコプリック斑，甲状腺機能亢進症の眼球突出など．

全身的症状

発熱

1．概念
①体温が異常に高い状態．
②正常体温は腋窩で37℃ 以下．腋窩温より口腔温は0.1〜0.2℃ 高く，直腸温は0.2〜0.3℃ 高い．
③基礎体温は早期覚醒安静時の体温．婦人の性周期と関係がある．

2．熱型
①稽留熱：日差1℃ 以内の高熱の持続（腸チフス）．
②弛張熱：日差1℃ 以上の発熱の上下．平熱まで下がらない（敗血症）．
③間欠熱：日差が大きく，高熱と平熱を繰り返す（敗血症，悪性リンパ腫）．
④回帰熱：無熱期と有熱期が交代する．周期的に繰り返すものを周期熱という（マラリア）．

3．解熱
①分利：高熱が急速に下降して6〜12時間で平熱になる．
②仮性分利：間もなく再び上昇する．
③遷延分利：解熱に1〜2日かかる．
④渙散：解熱に数日〜数週かかる．

4．症状
①全身症状：全身倦怠感，熱感，不快感，重病感．
②悪寒：ふるえ（敗血症），高度のものは悪寒・戦慄（マラリア，デング熱）．
③譫妄：意識障害．
④痙攣：幼少児に生じやすい．

発疹

1．原発疹
①紅斑：真皮上層の血管の拡張，充血．

②紫斑：皮下出血による．
③色素斑：皮下の色素増加による．
④丘疹：皮膚から球状に盛り上がった発疹．
⑤水疱：丘疹のなかに漿液のたまったもの．
⑥膿疱：水疱の内容が膿液のもの．
⑦結節：エンドウ豆以上の丘疹．

2．続発疹
①剝離．
②びらん．
③潰瘍．
④痂皮．
⑤亀裂．
⑥鱗屑．

全身倦怠感

①易疲労性：結核，肝炎，感染症，糖尿病，甲状腺機能低下症，Addison（アジソン）病．
②無力：重症感染症，重症筋無力症，周期性四肢麻痺．

食欲不振

①食欲は摂食中枢（視床下部）と満腹中枢（腹内側核）に支配される．
②血中ブドウ糖，遊離脂肪酸，インスリンが影響．
③胃炎，胃がん，肝疾患の早期症状．
④神経性食思不振症．

やせ

標準体重の20％以上の減少．BMI＜18.5．

1．原因
①食事摂取量の減少（精神疾患，消化器疾患）．
②吸収障害（消化器疾患）．
③エネルギー消費の増大または利用の障害（甲状腺機能亢進症，発熱，消耗性疾患，糖尿病）．

肥満

標準体重の10％以上の増加．BMI≧25．

1．原因
①体質的．
②症候的：内分泌疾患〔Cushing（クッシング）症候群，甲状腺機能低下症〕．

掻痒感

1．原因
①物理的：機械的刺激，電気的刺激，熱刺激．
②化学的：ヒスタミン（蕁麻疹），ビリルビン（閉塞性黄疸），蛋白分解産物．
③疾患：湿疹，蕁麻疹，痒疹，小児ストロフルス，皮膚炎．

発育異常

①発育の判定：暦年齢，身長年齢，骨年齢，精神年齢，性的発育．
②疾患：小人症，巨人症．

 痛み

種類

①一次痛：刺激の局在が明らか．
②二次痛：刺激の局在が不明確．
③関連痛：痛みの原因病巣から離れた部分に感じる痛み．
④心因性疼痛．

頭痛

1．原因
中毒性，外傷性，アレルギー性，腫瘍，循環障害，炎症．

2．分類
（1）機能性頭痛
　①片頭痛．
　②緊張型頭痛（筋収縮性頭痛）．
（2）二次性頭痛（症候性頭痛）
　①血管障害性頭痛．
　②脳腫瘍．

③高血圧性脳症．
④髄膜炎．
⑤頭部外傷．
⑥側頭動脈炎．
⑦三叉神経痛．
⑧眼科疾患．

胸痛

1．分類
(1) 心臓疾患による胸痛
①虚血性心疾患（狭心症，心筋梗塞）．
②心膜炎．
(2) 心臓以外の胸腔内臓器の疾患による胸痛
①大動脈（解離性大動脈瘤，梅毒性大動脈炎）．
②肺動脈（肺塞栓）．
③肺，胸膜，縦隔（胸膜炎，自然気胸，肺腫瘍，縦隔腫瘍，肺炎）．
(3) 腹部臓器の疾患による胸痛
①横隔膜ヘルニア，②胆嚢疾患，③膵疾患．
(4) 胸壁からの痛み
①脊柱：脊椎炎．
②肋骨：外傷．
③前斜角筋症候群．
④皮膚：帯状疱疹．

腹痛

①右上腹部痛：肝・胆道疾患，十二指腸潰瘍，膵疾患．
②心窩部痛：横隔膜ヘルニア，腹部血管系の疾患，膵疾患．
③左上腹部痛：膵臓，胃，大腸，心臓，左腎などの疾患．
④右下腹部痛：虫垂炎，卵管妊娠と破裂，卵巣嚢腫の軸捻転．
⑤左下腹部痛：結腸疾患，女性生殖器疾患，ヘルニア．
⑥下腹部痛：膀胱，子宮疾患．

四肢痛

①皮膚：結節性紅斑．
②筋肉：多発性筋炎．

③骨：骨折，化膿性骨髄炎，腫瘍，結核．
④血管：閉塞性動脈硬化症，Raynaud（レイノー）症候群，Buerger（バージャー）病．
⑤神経性：糖尿病，悪性貧血．
⑥中枢神経性：脊髄疾患，脳疾患．

関節痛

①原因：関節リウマチ，変形性関節症，痛風，リウマチ熱，膠原病．

4 循環器系の症状

心悸亢進（動悸）

①原因：不整脈，不安神経症，その他（貧血，甲状腺機能亢進症，発熱，褐色細胞腫）．

チアノーゼ

①皮膚，粘膜が青紫色になった状態．
②血中の還元ヘモグロビン，メトヘモグロビンの増加による．
③原因：心筋梗塞などによる循環障害，肺梗塞や自然気胸などによる呼吸障害．

浮腫

①細胞外液が組織間隙に増加した状態．
②原因：全身性―腎疾患，心疾患，肝疾患，栄養障害，内分泌障害．局所性―静脈閉塞，炎症，アレルギー，リンパ行障害．

ショック

急性の末梢循環不全．
1．症状
尿量の減少，冷たく湿った皮膚，収縮期血圧の低下，意識障害，頻脈，深く早い呼吸．
2．原因
①体液量の減少：出血，下痢，嘔吐，熱傷．

②静脈還流の減少：外傷，敗血症，腹膜炎などによる血管内血液貯留．
③心室充満障害：心タンポナーデ，気胸．
④心拍出障害：心筋梗塞，心筋炎，僧帽弁狭窄，大動脈弁狭窄．

脈の異常

①早さ：頻脈—甲状腺機能亢進症，発作性頻拍．徐脈—甲状腺機能低下症，洞不全症候群．
②調律：不整脈（心房細動，期外収縮）など．加齢，冠動脈疾患，僧帽弁狭窄症，甲状腺機能亢進症などによる．

呼吸器系の症状

咳

1．原因
①炎症：咽頭炎，喉頭炎，気管支炎，肺炎，肺結核．
②化学的，物理的刺激：異物，刺激性ガス吸入，肺がん．
③うっ血：心疾患．
④周辺臓器からの刺激：大動脈瘤，縦隔腫瘍，肺がん，胸膜炎．

痰

1．原因
①硝子様：気管支炎．
②粘液性：気管支炎．
③膿性：肺化膿症，気管支拡張症．
④ゼラチン様：肺カンジダ症．
⑤鉄サビ様：肺炎球菌性肺炎．
⑥血性：肺結核，肺がん，肺梗塞．
⑦泡沫状：心不全．

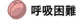

呼吸困難

1．原因
①肺疾患．
②心疾患．

③血液疾患（貧血や白血球異常増多などによる）．
④代謝異常（アシドーシス）．
⑤神経筋疾患．
⑥ガス中毒．
⑦心因性（過換気症候群）．

消化器系の症状

口臭

1．分類

代謝性：糖尿病（アセトン臭），肝硬変（アミン臭），尿毒症（アンモニア臭）．

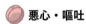 舌の変化

①灰色：慢性胃炎，胃潰瘍，胃がん．
②褐色：腸チフス．
③黒色：抗菌薬投与，Addison（アジソン）病．
④潰瘍：ヒストプラズマ症，アフタ．
⑤イチゴ舌：猩紅熱．
⑥赤色：悪性貧血．

悪心・嘔吐

1．原因

①胃腸疾患．
②肝疾患．
③妊娠初期・悪阻．
④脳疾患（脳出血，脳腫瘍）：脳圧亢進を示す．
⑤その他：Ménière（メニエール）病，高血圧性脳症，動揺病によりめまいとともに生ずる．

吐血

①胃，食道から出血した血液を嘔吐する．
②原因：消化性潰瘍，胃がん，食道静脈瘤，Mallory-Weiss（マロリー-ワイス）症候群．

下血

①消化管からの出血便.
②原因：黒色（ヘモグロビンが胃酸により黒色の塩酸ヘマチンに変化）—消化管上部からの出血（消化性潰瘍など），赤色—消化管下部からの出血（直腸・大腸がん，痔，炎症性腸疾患など）.

 下痢

1．分類
(1) **浸透圧性（腸管内に高浸透物質の存在）**
　下剤.
(2) **分泌性（腸での水分分泌が多い）**
　①腸管の静脈圧亢進，粘膜の炎症.
　②化学的機序：コレラ菌毒素.
(3) **腸管運動機能亢進**
　①過敏性腸症候群，②甲状腺機能亢進症.

 便秘

1．原因
①大腸の運動減退，緊張亢進.
②通過障害.
③先天性異常〔先天性巨結腸症，Hirschsprung（ヒルシュスプルング）病〕.
④直腸の排便反射神経障害.
⑤反射性便秘：胆嚢炎，虫垂炎，尿路結石，婦人科疾患による.

 黄疸

1．分類
①肝細胞性.
②閉塞性.
③溶血性.

2．原因
①直接ビリルビン増加：肝細胞障害（肝炎），肝細胞内輸送・排泄障害，閉塞性（肝内・肝外胆管閉塞）.
②間接ビリルビン増加：溶血，停滞（体質性黄疸）.

腹水

1. 分類
①血性：がん性腹膜炎，結核性腹膜炎．
②膿性：化膿性腹膜炎，結核性腹膜炎．
③乳び性：フィラリア症，肝硬変．
④脂肪性：結核性腹膜炎，がん性腹膜炎．

泌尿器系の症状

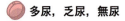 ## 多尿，乏尿，無尿

1. 定義
①多尿：1日3,000 mL以上の尿量．
②乏尿：1日400 mL以下の尿量．100 mL以下なら無尿．
2. 原因
①多尿：尿崩症，腎疾患，糖尿病．
②乏尿：急性腎不全（心不全，心筋梗塞，急性腎炎，腹水，敗血症）と慢性腎不全．

頻尿

1. 定義
昼間頻尿8回以上，夜間（就寝中）頻尿2回以上を指す．
2. 原因
尿路感染症，前立腺肥大症・がん，心因性・神経因性膀胱など．

C 患者心理

1．病気に対する患者の反応
①不安，恐怖．
②逃避，否認，怒り．
③あきらめ，落胆，抑うつ．
④受容．

2．インフォームドコンセント（informed consent；IC）
医療行為について，正しい情報を得た（伝えられた）上で同意すること．

D 疾患の経過と転帰

学習の目標
☐ 転帰

病期

①潜伏期：無症状．
②前駆期：軽い一般的症状．
③極期：特有な症状，合併症を生ずることもある．
④回復期：再燃，急性増悪を生ずることがある．

経過の速度

①急性．
②亜急性．
③慢性．

3 転帰

①病気の最終的結末をいう．予測を予後という．
②治癒と死亡．
③再発．
④後遺症．
⑤保菌者．

E 救急医療

学習の目標
- 救命処置（一次，二次）
- 自動体外式除細動器

1 一次救命処置

C（circulation）：胸骨圧迫（心臓マッサージ），A（airway）：気道確保，B（breathing）：人工呼吸開始，D（defibrillation）：除細動，主に自動体外式除細動器（AED）．1分間に約100回のペースで胸骨圧迫，胸骨圧迫と人工呼吸は30対2で行う．

2 二次救命処置

気管内挿管など確実な気道確保と人工呼吸，点滴路確保と循環動態観察，心電図モニタ，薬品使用，導尿と尿量測定，鑑別診断など，医療チームによる処置．

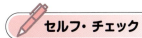
セルフ・チェック

A 次の文章で正しいものに○，誤っているものに×をつけよ．

		○	×
1.	医原性疾患は外因の一つである化学的作用によって生ずる．	☐	☐
2.	先天性血友病Aは遺伝する．	☐	☐
3.	黄疸は前駆症状を伴うことがない．	☐	☐
4.	腸チフスのバラ疹は一般症状である．	☐	☐
5.	口腔温は腋窩温より高い．	☐	☐
6.	マラリアは周期熱を示す．	☐	☐
7.	高度の発熱の際に悪寒・戦慄を伴う．	☐	☐
8.	紫斑は皮下の色素増加による．	☐	☐
9.	Addison病は全身倦怠感を生ずる．	☐	☐
10.	肩こりにより頭痛を生ずることはない．	☐	☐
11.	自然気胸は胸痛を生ずる．	☐	☐
12.	糖尿病は四肢痛の原因となる．	☐	☐
13.	不安神経症はチアノーゼの原因となる．	☐	☐
14.	ショックの原因として心筋梗塞がある．	☐	☐
15.	うっ血性心不全は咳の原因となる．	☐	☐
16.	腸チフスはイチゴ舌を生ずる．	☐	☐
17.	妊娠初期に悪心・嘔吐を生ずることがある．	☐	☐
18.	消化性潰瘍で赤色の下血を生ずる．	☐	☐
19.	先天性巨結腸症は下痢を起こしやすい．	☐	☐
20.	フィラリア症では乳び性腹水がみられる．	☐	☐
21.	尿崩症では多尿がみられる．	☐	☐
22.	一次救命処置は気道確保，人工呼吸開始，心電図モニタからなる．	☐	☐

A 1-○，2-○，3-×（全身倦怠感，食欲不振などを伴う），4-×（固有症状），5-○，6-○，7-○，8-×（出血），9-○，10-×（緊張型頭痛は頭痛で最多），11-○，12-○，13-×，14-○，15-○，16-×（猩紅熱），17-○，18-×（黒色），19-×（便秘），20-○，21-○，22-×（胸骨圧迫などCABD）

B

1. 誤っている組合せはどれか．
   - ① 光　線 —— 凍　傷
   - ② 振　動 —— Raynaud症候群
   - ③ 気　圧 —— 潜函病
   - ④ 動　揺 —— 乗物酔
   - ⑤ 気　圧 —— 高山病

2. 肥満を生ずるのはどれか．
   - ① 甲状腺機能亢進症
   - ② 発　熱
   - ③ 大腸がん
   - ④ Cushing症候群
   - ⑤ 胃潰瘍

3. 浮腫を生じない疾患はどれか．
   - ① 肝硬変
   - ② うっ血性心不全
   - ③ 十二指腸潰瘍
   - ④ 甲状腺機能低下症
   - ⑤ 低蛋白血症

4. イチゴ舌を生ずるのはどれか．
   - ① 慢性胃炎
   - ② 胃潰瘍
   - ③ 悪性貧血
   - ④ 猩紅熱
   - ⑤ Addison病

5. 多尿を生ずるのはどれか．
   - ① 糖尿病
   - ② 急性心筋梗塞
   - ③ 腹　水
   - ④ 急性腎炎
   - ⑤ 心不全

B 1-①（光線：日光紅斑，低温：凍傷），2-④，3-③，4-③，5-①

6. 二次救命処置はどれか．
   - ① 気道確保
   - ② 静脈確保
   - ③ 人工呼吸
   - ④ 心臓マッサージ
   - ⑤ 除細動

7. 誤っている組合せはどれか．
   - ① くも膜下出血 ――――― 頭　痛
   - ② 甲状腺機能亢進症 ――― 徐　脈
   - ③ 膀胱炎 ――――――― 頻　尿
   - ④ 糖尿病 ――――――― 多　飲
   - ⑤ 痛　風 ――――――― 関節痛

8. 成人に対する胸骨圧迫について正しいのはどれか．
   - ① 胸骨上部で行う．
   - ② 1分間に60回行う．
   - ③ 柔らかい敷物の上で行う．
   - ④ 片手で脈を確認しながら行う．
   - ⑤ 人工呼吸2回に対し胸骨圧迫30回のペースで行う．

9. 患者が訴える症状として誤っているのはどれか．
   - ① 関節痛
   - ② 心雑音
   - ③ 発　熱
   - ④ 浮　腫
   - ⑤ めまい

6-②，7-②（頻脈となる），8-⑤（硬い安定した場所で，1分間に100回程度，胸骨下部を4～5cm沈むよう圧迫），9-②

2 循環器疾患

A 心不全

学習の目標
- 心不全の種類（左心不全，右心不全）
- BNP

心不全とは，血液を拍出するポンプとしての心機能が低下し，全身の組織代謝に必要な血液量を駆出することができない状態．実際の心不全では左心不全，右心不全を合併することが多い．

左心不全

左心室に障害や負荷が加わって左房圧が上昇し，肺静脈や毛細血管圧の上昇により肺うっ血が起き，呼吸困難がみられる．起坐呼吸により呼吸困難が軽減する．発作性夜間呼吸困難をきたす．

右心不全

右室に過剰な負荷が加わって静脈圧が上昇し，頸静脈怒張，肝腫大，脾腫大，下肢浮腫，腹水などを起こす．

1．原因
小児では先天性疾患，成人では虚血性心疾患，高血圧性心疾患，心筋症，心臓弁膜症などにより心筋の収縮力が低下し，血行動態に異常が発生して心不全を起こす．

2．症状
① 易疲労感，呼吸困難→起坐呼吸→心臓喘息〔New York Heart Association（NYHA）の心機能分類〕．チアノーゼ．
② 浮腫，胸水，腹水，頸静脈怒張，肝臓や消化管のうっ血．

3．診断
① 胸部X線，心エコー：心拡大，肺うっ血，駆出率低下．
② 心電図：心肥大，不整脈．

③血液検査：動脈血 O_2 飽和度減少，pH 上昇．心負荷で心臓から分泌される BNP (brain natriuretic peptide) 上昇．
④中心静脈圧（右心房圧を反映）上昇（右心不全）．
⑤喀痰：粘液性，時にピンク色泡沫状．

4．治療
①利尿薬，②血管拡張薬，③β遮断薬，④ジギタリスなどの強心薬．

B 不整脈

学習の目標
□ 不整脈の種類（期外収縮，上室頻拍，WPW 症候群，心房細動，心房粗動，心室頻拍，心室細動，興奮伝導障害，洞房ブロック，房室ブロック，洞不全症候群）

原因

正常な心臓の拍動から逸脱した病態．基礎疾患がないことも多いが，心疾患，電解質異常，甲状腺機能亢進症，薬物中毒などに伴って生じることもある．
①頻脈性不整脈（心拍数＞100/分）：リエントリー（心臓の一部で興奮が同じ場所を何度も旋回），異常自動能（洞結節以外の部位で電気的刺激が新たに発生），の2つの機序によって発生．
②徐脈性不整脈（心拍数＜50/分）：心拍の指令を出す洞結節の機能不全，あるいは刺激を伝導する刺激伝導系での伝導障害による．加齢に伴う洞結節機能不全の進行や洞結節周囲の線維化で伝導障害を起こすことが多い．また，自律神経系の異常（副交感神経過緊張）によることもある．

症状

①頻脈性不整脈：心悸亢進，呼吸困難，失神，突然死．
②徐脈性不整脈：脳循環障害によるめまい，失神．心臓拍出量の低下による心不全など．

診断

心電図検査，Holter（ホルター）心電図検査により日常生活のなかでの不整脈の発生状況を診断．

期外収縮

洞調律の心周期よりも早期に発生する興奮波（早期収縮）．

1．心房期外収縮

洞性P波と異なる心房波（P波）が，早期に出現．QRS波形は正常．

2．心室期外収縮

先行するP波を伴わない異様な波形を示す幅広いQRS波（0.12秒以上）．

上室頻拍

1．発作性上室頻拍（PSVT）

心房または房室接合部を起源として連続して出現する頻拍．突発的に出現，急に終わる．

2．WPW症候群

PQ時間0.12秒以下，QRS幅0.12秒以上，デルタ波あり．房室リエントリーによってPSVTが発生．

心房細動・心房粗動

1．心房細動（AF）

心房の各部分で不規則な電気的興奮が起こり，局所的には350拍/分以上にもなる．P波欠如，細動波（f波）．

2．心房粗動（AFL）

心房細動と異なり，心房は規則正しく，頻回に興奮して収縮．P波欠如，鋸歯様の下向きの振れ，振幅と波形が規則的な粗動波（F波）．

心室頻拍・心室細動

1．心室頻拍（VT）

幅広いQRS波が連続する頻拍．めまいや失神の原因となる．心室細動へ移行しうる．

2．心室細動（VF）

心室の各部分で無秩序に電気的興奮が起こり，QRS波とT波が識

別不能で不規則な心室波形．失神，急死の原因となる致命的な不整脈．

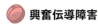 興奮伝導障害

洞結節から心房，房室結節，His束，脚，心室筋への過程のいずれかで伝導障害が起きるもの．

1．洞房ブロック（SA block）

洞結節と心房接合部の伝導障害．間欠的にP波が脱落して心拍が抜ける．

2．房室ブロック（AV block）

心房から心室への伝導障害．Ⅰ度（PQ時間0.22秒以上），Ⅱ度（P波に続くQRS波が間欠的に脱落），Ⅲ度（P波とQRS波が全く独立した周期で出現）．

洞不全症候群（SSS）

洞結節機能低下や洞結節から心房への興奮伝導障害による徐脈性不整脈を総合した疾患群．①著しい洞性徐脈，②洞停止または洞房ブロック，③徐脈頻脈症候群の3型．

4 治療

①誘発因子の除去，原疾患の治療．
②薬物治療：抗不整脈薬投与．
③非薬物治療：頻脈性不整脈には，リエントリーや異常自動能発生部位をカテーテルで焼灼して電気的興奮を止めるカテーテルアブレーション．完全房室ブロックなどで高度の徐脈があり，めまい，失神を起こすような患者には，ペースメーカー植え込み術．また，心室細動など突然死の危険がある疾患では，植え込み型除細動器（ICD）により治療を行う．

C 先天性心疾患

学習の目標
- 先天性心疾患の種類（心房中隔欠損症，心室中隔欠損症，Fallot四徴症，動脈管開存症）

1 代表的な先天性心疾患

心房中隔欠損症
①心房中隔に欠損孔のある奇形．
②卵円孔が生後も開存しているものを卵円孔開存症という．
③左→右短絡．

心室中隔欠損症
①心室中隔に欠損孔のある奇形．
②左→右短絡．

Fallot（ファロー）四徴症
①心室中隔欠損，右室流出路狭窄，大動脈の心室中隔への騎乗，右室肥大のある奇形．
②チアノーゼが強い．

動脈管開存症
胎生期に存在する動脈管が残存する奇形．

2 症状
①右→左短絡のある場合に，チアノーゼを生ずる．
②チアノーゼが長く続くと，ばち状指を生ずる．
③高度の肺うっ血（肺高血圧）があると呼吸困難，チアノーゼを生ずる．
④いずれも心雑音あり．

3 診断

①胸部X線，心エコー：心奇形の診断に有用．
②心臓カテーテル，心血管造影：圧，血液酸素含量が診断に有用．
③心音：心雑音の鑑別．
④血液検査：チアノーゼのある場合に，赤血球増多，ヘモグロビン上昇．

 ### 4 治療

外科手術．

D 後天性心疾患

学習の目標

□ 後天性心疾患の種類（心臓弁膜症，感染性心内膜炎）

 ### 1 心臓弁膜症

1．原因

心臓を構成する弁に器質的もしくは機能的な障害があり，狭窄または閉鎖不全を起こし，血液の流出障害あるいは逆流をきたす病態．先天性と後天性障害があり，後天性が約9割．後天性の原因は，以前はリウマチ熱が大部分であったが，現在は加齢に伴う動脈硬化による石灰化，変性が増えている．

2．症状

①僧帽弁膜症：労作時の息切れ，呼吸困難，不整脈（とくに心房細動）など．心房細動がある患者では，脳血栓など血栓塞栓症を起こしやすい．
②大動脈弁膜症：末期にならないと症状が出にくい．狭心痛，めまい，失神，心不全など．
③三尖弁膜症：頸静脈怒張，肝腫大，下肢浮腫などの右心不全症状．
④肺動脈弁膜症：左心不全，肺高血圧など，原因疾患に伴う症状．

高度の狭窄では右室圧負荷．

3．診断
①身体所見：特徴的な心音，心雑音．
②心電図：僧帽弁狭窄症における左房負荷や心房細動，大動脈弁膜症における左室肥大など．
③胸部X線：心房・心室拡大や肺血管影増強，胸水など．
④心エコー：弁膜硬化，運動異常．カラードプラ法では弁閉鎖不全による逆流ジェット．
⑤心臓カテーテル，心血管造影：弁膜症の存在と重症度を判定し，手術の適応を決定．

4．治療
①一般療法：重症度に応じた運動制限，食事療法．心不全や高血圧があれば食塩制限．肥満や動脈硬化があれば体重の減量．
②薬物療法：心不全，不整脈に対する治療薬．
③手術療法：外科手術．人工弁への置換ないし弁形成術．

感染性心内膜炎（IE）

1．原因
　病原体が血中に侵入して心臓弁膜を中心とした心内膜に感染病巣を生じ，菌血症をきたして心臓症状以外にも多彩な全身症状を呈する疾患．ブドウ球菌などの化膿菌が原因になって数日〜数週間の経過をたどる急性と，レンサ球菌などの弱毒菌が病原菌となって2〜3カ月の慢性の経過をたどる亜急性がある．弁膜症，人工弁や先天性心疾患などですでに傷害されている心臓弁または心内膜から発症することが多い．発症の引き金として，菌が血中に侵入しうる歯科治療，尿道や血管へのカテーテル留置などの処置がある．原因菌の約9割がレンサ球菌（最多）やブドウ球菌などのグラム陽性球菌．

2．症状
　発熱，心悸亢進などの心症状，各臓器の塞栓による種々の症状．

3．診断
①身体所見：心雑音，不整脈，心不全症状．
②血液検査：白血球増加，CRP陽性，貧血など．
③細菌検査：血液培養で原因菌同定．
④心エコー：心臓弁膜に疣贅，弁支持組織の破壊，心内膿瘍形成な

ど，カラードプラ法では逆流の所見．

4．治療
①原因菌に対して感受性のある抗菌薬を，最低4週間は高用量静脈投与．
②内科的な治療抵抗例では人工弁置換術などの外科手術．

E 虚血性心疾患

学習の目標
☐ 虚血性心疾患の種類（労作狭心症，異型狭心症，急性冠症候群，心筋梗塞）

1 狭心症

1．原因
冠不全：冠動脈硬化による狭窄，攣縮．

2．種類
①労作狭心症．
②安静狭心症（自然発症性）．心電図ST上昇を伴うものは異型狭心症（冠攣縮性狭心症）．

3．症状
①狭心発作（胸痛）．
②頻脈，不整脈．

4．診断
①心電図：発作時にST低下．非発作時には異常がなくても，運動負荷試験を行うと異常を認める．

5．治療
①冠拡張薬（Ca拮抗薬，亜硝酸薬など）．
②動脈硬化危険因子のコントロール．
③アスピリンなど血小板凝集抑制薬（抗血小板薬）．
④経皮的冠動脈形成術（percutaneous coronary intervention；PCI），冠動脈バイパス（ACバイパス）術．

急性冠症候群

冠動脈が急性完全閉塞ないし不完全閉塞することにより発症する病態の総称．急性心筋梗塞と不安定狭心症がある．診断・治療は狭心症，心筋梗塞に準ずる．

心筋梗塞

1．原因
冠動脈硬化→血栓形成→閉塞→心筋壊死．

2．症状
①胸痛，②ショック症状，③不整脈，④発熱．

3．診断
①血液検査：白血球増多，赤沈促進．
②超急性期マーカー（心筋傷害後，1〜2時間で検出）ミオグロビン，心臓型脂肪酸結合蛋白（H-FABP），心特異性が高く発症後2時間から15日まで検出されるトロポニン（トロポニンTとトロポニンI），CK（特にCK-MB），AST，LD，LD1アイソザイム上昇．
③心電図：異常Q，ST上昇，冠性T（深い陰性T）．

4．治療
①安静，酸素投与．
②冠拡張薬（Ca拮抗薬，亜硝酸薬など），β遮断薬（心筋保護）．
③鎮痛薬：モルヒネ．
④冠動脈血栓溶解，緊急の経皮的冠動脈形成術（PCI）．
⑤抗不整脈薬．
⑥動脈硬化危険因子コントロール．
⑦抗血小板薬．

F 心膜疾患

学習の目標
- □ 心膜炎
- □ 心タンポナーデ

1 心膜炎

1．原因
①急性心膜炎：原因不明な特発性のほか，ウイルスによる感染性，心筋梗塞後，悪性腫瘍性，自己免疫疾患・腎不全，放射線照射・外傷に伴う心膜炎など．急性炎症によって心膜線維化と心膜液貯留が起こり，心室の動き，特に拡張が制限される．

②慢性心膜炎：以前は結核性が多かったが，現在では急性心膜炎後のものか特発性が大部分．心室が十分に拡張できなくなり静脈還流が著明に障害され，心拍出量が低下する．心膜の線維性肥厚や癒着が進行し，石灰化で心膜腔が閉塞すると心室の拡張が障害され，収縮性心膜炎とよばれる病態になる．

2．症状
①急性心膜炎：前胸部痛，発熱など．
②慢性心膜炎：心室拡張障害による右心不全が起こり，頸静脈怒張や浮腫など．

3．診断
①身体所見：急性心膜炎では心膜摩擦音聴取．
慢性心膜炎は，収縮性心膜炎では拡張期過剰心音が特徴的．Kussmaul（クスマウル）徴候（吸気時に頸静脈怒張増強），肝・脾腫，腹水などの右心不全所見もみられる．
②心電図：低電位差，ST上昇．
③胸部X線：心膜液が多く貯留すると心陰影拡大．収縮性心膜炎では心膜石灰化．
④心エコー：心膜液貯留や，心膜の石灰化や肥厚．
⑤血液検査：白血球増加，炎症所見．

4．治療
①急性心膜炎：安静と非ステロイド系消炎鎮痛薬．重症の場合には

副腎皮質ステロイド使用.
②慢性心膜炎：診断がつき次第，外科的に心膜剝離術.

心タンポナーデ

1．原因
心膜内腔に心膜液が貯留して，静脈還流が障害され，右心不全を呈し，進行して左室充満低下，心拍出量低下をきたした状態.

2．症状
急性心膜炎，慢性心膜炎の症状のほか，血圧が低下してショックとなることがある．

3．診断
①身体所見：血圧低下，頸静脈怒張，心音・心尖拍動低下，頻脈，奇脈（吸気時収縮期血圧 10 mmHg 以上低下）．
②心電図：低電位差，心膜腔内での心臓の揺れを反映した電気的交互脈など．
③心エコー：心膜液貯留．

4．治療
心膜穿刺を行って心膜液を排除．同時に心膜液の培養・細胞診も行って原因を探る．

G 心筋疾患

学習の目標
- □ 肥大型心筋症
- □ 拡張型心筋症
- □ 収縮期僧帽弁前方運動（SAM）
- □ 心筋炎

心筋症

心機能異常を伴う心筋疾患．肥大型心筋症，拡張型心筋症，拘束型心筋症，不整脈原性右室心筋症，分類不能心筋症に分類される．

肥大型心筋症

1．原因
左室心筋の異常な肥大に伴う左室拡張期コンプライアンス低下をきたす心筋疾患．左室壁肥厚は心室中隔を中心に不均等に生じることが多い．60％に心筋サルコメア構成蛋白質の遺伝子変異がみられ，常染色体優性（顕性）遺伝形式をとる．多くは家族性発症．左室流出路狭窄の有無あるいは左室形態の異常により，4型に分類される．

2．症状
動悸，労作時呼吸困難，胸部圧迫感，胸痛など．閉塞型ではめまいや失神も．運動中の突然死．

3．診断
①心音：Ⅲ音，Ⅳ音，駆出性収縮期雑音．
②心電図：ST-T変化を伴う著明な左室肥大，異常Q波など．さまざまな不整脈．
③心エコー，心血管造影：左室壁肥厚（13mm以上），特に非対称性心室中隔肥厚．閉塞型では<u>収縮期僧帽弁前方運動（SAM）</u>．
④心筋生検：奇妙な形の肥大心筋細胞，心筋細胞錯綜配列．

4．治療
①競技スポーツを避ける．
②β遮断薬やCa拮抗薬など．
③頻拍性心室性不整脈に対する薬など．

 拡張型心筋症

1．原因
原因不明の心室，特に左室内腔の拡大とびまん性の著明な収縮機能低下をきたす心筋疾患．

2．症状
左心不全に伴う低拍出状態と肺うっ血や不整脈による症状，つまり労作時呼吸困難，動悸など．

3．診断
①心音：Ⅲ音，Ⅳ音，心尖部収縮期雑音．
②心電図：ST-T異常，心室性不整脈，QRS幅延長，左房負荷，異常Q波など．
③心エコー：左室内腔拡大と左室全体のびまん性壁運動低下．駆出

率低下．

4．治療
① β遮断薬やアンジオテンシン阻害薬，利尿薬などによる心不全の治療．
② 頻拍性心室性不整脈に対する薬など．

心筋炎

1．原因
心筋に炎症が起きる．感染症によるものが大部分で，日本における心筋炎の多くはウイルス性．そのほか，自己免疫性．

2．症状
感冒様症状や消化器症状が先行することが多い．その後に息切れ，胸痛，不整脈による動悸，めまいが出現する．心室性不整脈や高度房室ブロックによるAdams-Stokes（アダムス・ストークス）症候群などで突然死することもある．

3．診断
① 身体所見：心雑音，心音減弱，心膜摩擦音，不整脈などの心臓所見に加え，頸静脈怒張，浮腫など右心不全の所見．
② 心電図：ST-T変化，陰性T波，不整脈など．
③ 心エコー：壁運動低下，壁肥厚，心膜液貯留など．
④ 血液検査：CRPやCK-MB，トロポニン高値．

4．治療
急性期には安静臥床を保ち，心不全や不整脈の対策を行う．

 経皮的冠動脈形成術

(percutaneous coronary intervention；PCI)

1977年から，狭心症や急性心筋梗塞に対して，外科手術に比べて侵襲が少ないバルーン拡張術が行われるようになった．しかし，拡張部冠動脈の閉塞や再狭窄が高率に起き，筒状の金属製のワイヤー，ステントを冠動脈内に留置する方法が適用されるようになった．さらに，再狭窄の原因となる血管内膜増殖を抑制する薬剤をコーティングした，薬剤溶出性ステントが主流となってきた．ステント留置後は抗血小板薬投与で動脈血栓症を予防する．冠動脈の石灰化が強い場合は，先端をダイヤモンド粒子でコーティングしたチップを高速回転させて粥腫を切削する方法も行われている．

H 血圧異常

学習の目標
- 本態性高血圧症
- 二次性高血圧症
- 低血圧症

1 高血圧症（本態性高血圧症，二次性高血圧症）

高血圧とは収縮期血圧140mmHg以上，あるいは拡張期血圧90mmHg以上を指す．

1．原因
原因不明の本態性と，腎性，内分泌性など基礎疾患の明らかな二次性がある．

2．症状
大部分が無症状．動脈硬化に伴う臓器機能障害が生じると種々の症状が現れる．重症高血圧症では，頭痛，意識障害，神経症状が生じることがあり，高血圧性脳症とよぶ．内分泌性の二次性高血圧では原疾患に伴う症状がみられる．

3．診断
① 胸部X線，心エコー：心肥大，肺うっ血．
② 心電図：左室肥大，不整脈．
③ 血液生化学検査：クレアチニン，尿素窒素の上昇．
④ 尿検査：尿蛋白陽性．
⑤ 腎機能検査：クリアランス低下．
⑥ 眼底検査：眼底動脈の高血圧性変化．

4．治療
若年・中年患者では診察室血圧140/90mmHg未満，家庭血圧135/85mmHg未満とし，糖尿病患者・腎障害（蛋白尿陽性）の患者では診察室血圧130/80mmHg未満，家庭血圧125/75mmHgを目標とする．
① 塩分制限，体重コントロール，禁煙．
② 降圧薬：Ca拮抗薬，アンギオテンシンⅡ（AⅡ）受容体拮抗薬，アンギオテンシン変換酵素（ACE）阻害薬，β遮断薬，利尿薬など．

低血圧症

収縮期血圧が100 mmHg未満で,めまい,立ちくらみ,悪心などの症状を伴う場合.

1．原因
原因不明の本態性と,降圧薬服用,内分泌疾患(下垂体機能不全,副腎機能不全など),脱水などが原因となる二次性がある.

2．症状
立ちくらみ,朝の体調不良など.全身倦怠感などの全身症状と,四肢冷感,めまい,頭痛などの不定愁訴.

3．診断
①身体所見:収縮期血圧が100 mmHg未満.
②血液検査:内分泌疾患などではホルモンの異常がみられることがある.

4．治療
軽度の場合には特に治療を必要としない.規則正しい生活や運動,塩分を多めにとるなど指導.倒れるなど重症では,昇圧剤投与.二次性低血圧症では原因疾患の治療.

I 脈管疾患

学習の目標
- ☐ 動脈硬化症
- ☐ 大動脈瘤
- ☐ 深部静脈血栓症
- ☐ リンパ管疾患
- ☐ 血管炎症候群
- ☐ 高安動脈炎(大動脈炎症候群)
- ☐ 川崎病

脈管とは,動脈・静脈・リンパ管の総称である.
①動脈疾患:動脈硬化症,大動脈瘤,大動脈解離,高安動脈炎,慢性動脈閉塞症,急性動脈閉塞症など.
②静脈疾患:上大静脈症候群,深部静脈血栓症,表在性静脈血栓症,静脈瘤など.
③リンパ管疾患:リンパ管炎,リンパ節炎,リンパ浮腫など.

動脈疾患

動脈硬化症

1．原因

動脈壁の内膜が肥厚し，弾性線維や平滑筋細胞からなる中膜が変性して弾力性が減り，石灰沈着などを起こして硬化を生じたもの．冠動脈の動脈硬化による心筋梗塞，脳動脈の動脈硬化による脳梗塞などを発症する．粥状動脈硬化(じゅくじょう)は動脈の内膜に起こる変化で，酸化LDL-コレステロール，マクロファージなどが内皮下に集簇し，内膜下で炎症性変化を生じ，石灰沈着も伴う．

動脈硬化を起こす危険因子として，脂質異常症，喫煙，高血圧，肥満，糖尿病，年齢，家族歴，ストレスなど．

2．症状

動脈硬化そのものによる症状はなく，その結果として発症する虚血性心疾患や脳血管疾患は多彩な症状を示す．近年，末梢血管の狭窄に伴う症状も増加．

大動脈瘤

1．原因

大動脈全層が膨らみ，径が50％以上拡張したものをいう．加齢や高血圧，結合織疾患などにより大動脈の一部が脆くなると，血圧によりその部分が膨らんで瘤状になる．

2．症状

大動脈瘤そのものは大部分無症状だが，咳，嗄声(させい)など隣接組織への圧迫症状も起こりうる．破裂するとショックとなり，突然死を起こす．

3．診断

造影CT，造影MRIによって大動脈瘤の大きさを診断．

4．治療

人工血管置換術やステント留置術など．

静脈疾患

1．原因

静脈瘤は血管壁の脆弱性や静脈内の弁の機能不全により，表層静脈が

膨らんで数珠状に連なる．深部静脈血栓症は，下肢の静脈うっ滞や，先天性血栓性素因，悪性腫瘍などに伴う凝固亢進が原因となって生じる．

2．症状
　静脈瘤は静脈の数珠状拡張を認める．深部静脈血栓症は無症状や漠然とした違和感のことがあるが，血栓より遠位の浮腫性腫脹がみられることが多い．また，肺血栓塞栓症を合併すると，急速な呼吸・循環状態の悪化をきたす．

3．診断
　①身体所見：視診と触診で，静脈の拡張・蛇行や浮腫が確認できる．
　②エコー，造影CT：深部静脈血栓症の診断．

4．治療
　深部静脈血栓症に対しては抗凝固薬を投与して血栓の進展を予防する．また，弾性包帯を用いて静脈還流を促進する．静脈瘤には静脈結紮（けっさつ）や摘出を行うことがある．

3 リンパ管疾患

1．原因
　リンパ管の輸送障害によってリンパ浮腫が生じる．骨盤内手術やリンパ節郭清術（かくせい）などが原因となる．リンパ管炎はリンパ管の炎症で，周辺組織の炎症も合併する．外傷部位，うっ血性皮膚潰瘍，白癬菌感染部位などから細菌が侵入して起こる．原因菌として溶血性レンサ球菌が多く，次にブドウ球菌がある．

2．症状
　リンパ浮腫は長年続くと皮膚の色素沈着，肥厚，潰瘍形成，象皮病を呈することがある．リンパ節炎では発熱，全身倦怠感があり，四肢の感染部位からリンパ管走行に沿った赤色線条，所属リンパ節有痛性腫脹がある．

3．診断
　①身体所見：視診で浮腫，リンパ管の炎症所見．所属リンパ節有痛性腫脹．
　②血液検査：リンパ管炎ではCRP陽性，白血球増加．感染部位や血液培養で原因菌を同定．

4．治療
　リンパ浮腫では弾性ストッキングなど理学療法，リンパ管炎では患

血管炎症候群

血管炎は血管壁への免疫複合体沈着や血管壁に対する細胞性免疫によって生じる．

高安動脈炎（大動脈炎症候群）

1．原因
大動脈弓やその分枝など，主に弾性動脈に非特異的な炎症が起こる．原因は不明であるが，若年女性に好発する．

2．症状
発熱，全身倦怠感，脈なし，頸動脈病変による頭痛・めまい・失神，鎖骨下動脈病変によるしびれ・冷汗など．

3．診断
①身体所見：上肢あるいは下肢の血圧の左右差．大動脈弁閉鎖不全を合併すると心雑音．
②血液検査：CRP上昇，白血球増多など炎症反応．
③画像検査：CT，MRIにより動脈閉塞や狭窄．

4．治療
副腎皮質ステロイドや免疫抑制薬．高血圧がある場合には降圧薬投与．

川崎病

1．原因
主に4歳以下の小児に好発する原因不明の急性炎症性疾患．全身性の血管炎を特徴とする．冠状動脈瘤が形成され，急性心筋梗塞を起こして突然死することがある．

2．症状
5日以上続く発熱，球結膜充血，不定形発疹，口唇紅潮，イチゴ舌，頸部リンパ節腫脹など．

3．診断
①身体所見：口唇紅潮，発疹のほか，心雑音や不整脈．
②血液検査：CRP上昇，白血球増加など炎症所見や凝固活性化所見など．

③胸部X線・心電図：心陰影拡大，ST-T変化，不整脈など．
④心エコー：冠動脈瘤や心膜液貯留．

4．治療
急性期にはγ-グロブリン大量療法およびアスピリン投与．冠動脈閉塞性病変があれば，カテーテル治療やバイパス手術が必要となる．

J ショック

学習の目標
□ ショック

血圧が低下して全身性循環障害が起こり，組織や臓器の細胞の機能低下をきたした状態．

1．原因
出血・重症熱傷などの循環血液量減少，心原性，重症感染症やアナフィラキシーによる血液分布不均衡（エンドトキシンやヒスタミンによる末梢血管抵抗減少），血管閉塞などに伴って生ずる．

2．症状
血圧低下と循環不全による症状．冷感や顔面蒼白など．重症になるほど意識混濁を伴う．

3．診断
最高血圧が90mmHg以下であり，心拍数100/分以上，意識障害，乏尿・無尿，皮膚蒼白・冷汗などを参考にショックスコア化も行われる．心原性ショックの場合は，心拍出量低下の評価および肺うっ血の評価を行い，心不全の重症度を判断する．

4．治療
原因により異なる．循環血液量減少性ショックでは輸液・輸血．心原性ショックでは，血行動態を観察しつつ，強心薬・利尿薬・血管拡張薬投与，補液など．薬物療法で改善がみられない場合は，一時的に経皮的心肺補助装置を併用．

セルフ・チェック

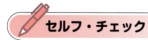

A 次の文章で正しいものに○，誤っているものに×をつけよ．

	○	×
1. 心不全では中心静脈圧の上昇がみられる．	□	□
2. 心不全の治療にはペニシリンが有効である．	□	□
3. 卵円孔開存症は心房中隔欠損の一種である．	□	□
4. 心室中隔欠損は左→右短絡を生ずる．	□	□
5. Fallot四徴症ではチアノーゼはみられない．	□	□
6. 右→左短絡があるとチアノーゼを生ずる．	□	□
7. 狭心症では心電図にST降下がみられることが多い．	□	□
8. 心筋梗塞では血清CKの上昇がみられる．	□	□
9. 拡張型心筋症ではSAMがみられる．	□	□
10. 動脈硬化症の治療には利尿薬が有効である．	□	□
11. 高血圧症の治療にはCa拮抗薬が用いられる．	□	□
12. 冠状動脈瘤の原因疾患として川崎病がある．	□	□

B

1. 心不全について**誤っている**のはどれか．
   - □ ① 下腿浮腫
   - □ ② 動脈血酸素飽和度低下
   - □ ③ 中心静脈圧低下
   - □ ④ 血漿中BNP上昇
   - □ ⑤ 胸　水

A 1-○，2-×（強心薬，利尿薬が有効），3-○，4-○，5-×（チアノーゼが強い），6-○，7-○，8-○，9-×（肥大型心筋症の閉塞型），10-×（利尿薬は心不全，高血圧の治療に用いられる），11-○，12-○
B 1-③（中心静脈圧上昇）

2. 誤っているのはどれか．
   - □ ① 心房中隔欠損ではチアノーゼはみられない．
   - □ ② 心房中隔欠損は左→右短絡をみる．
   - □ ③ 心室中隔欠損ではチアノーゼはみられない．
   - □ ④ 心室中隔欠損は右→左短絡をみる．
   - □ ⑤ Fallot四徴症はチアノーゼが強い．

3. Fallot四徴症について正しいのはどれか．2つ選べ．
   - □ ① 心室中隔欠損
   - □ ② 心房中隔欠損
   - □ ③ 大動脈狭窄
   - □ ④ 左室肥大
   - □ ⑤ 右室肥大

4. 心筋梗塞の検査所見で誤っているのはどれか．
   - □ ① 赤沈促進
   - □ ② 白血球減少
   - □ ③ 血清CK上昇
   - □ ④ 血清トロポニンT上昇
   - □ ⑤ 心電図の異常Q，ST上昇，冠性T

5. 心筋梗塞の急性期に異常値を示さないのはどれか．
   - □ ① 白血球数
   - □ ② 赤沈値
   - □ ③ 血清アミラーゼ
   - □ ④ 血清LD
   - □ ⑤ 血清クレアチンキナーゼ

6. 心筋梗塞について誤っているのはどれか．
   - □ ① 白血球数増加
   - □ ② 赤沈値促進
   - □ ③ 血清乳酸脱水素酵素（LD）活性低下
   - □ ④ 血清ミオグロビン濃度増加
   - □ ⑤ 心電図のST-Tの異常

2-④（④左→右短絡），3-①と⑤（ほかに右室流出路狭窄，大動脈の心室中隔への騎乗），4-②（白血球増多），5-③，6-③（LD上昇）

7. 正しいのはどれか．2つ選べ．
   - □ ① チアノーゼを伴う先天性心疾患は貧血になりやすい．
   - □ ② 僧帽弁狭窄症は心房細動を起こしやすい．
   - □ ③ 不安定狭心症は急性心筋梗塞を起こしやすい．
   - □ ④ 左心不全では静脈圧が上昇する．
   - □ ⑤ 原発性アルドステロン症では低血圧になる．
8. 突然死の原因疾患となるのはどれか．2つ選べ．
   - □ ① Adams-Stokes症候群
   - □ ② 肥大型心筋症
   - □ ③ 心房性期外収縮
   - □ ④ リンパ管炎
   - □ ⑤ 低血圧症

7-②と③（①多血症，④右心不全，⑤高血圧），8-①と②

3 呼吸器疾患

A 感染性肺疾患

> **学習の目標**
> - [ ] 肺炎（細菌性・ウイルス性・真菌性）
> - [ ] 肺結核症
> - [ ] 非結核性抗酸菌症
> - [ ] マイコプラズマ肺炎
> - [ ] ニューモシスチス肺炎
> - [ ] クラミジア肺炎

1 肺炎

1．原因
　肺炎球菌，ブドウ球菌，肺炎桿菌，インフルエンザ桿菌が多い．基礎疾患や治療により免疫能が低下した患者では，カンジダ（*Candida*），アスペルギルス（*Aspergillus*），クリプトコッカス（*Cryptococcus*）などによる真菌性肺炎も起こる．

2．症状
①潜伏期：1〜2日．
②発熱．
③咳，痰，呼吸困難，チアノーゼ．
④胸痛（特に胸膜炎合併時）．

3．診断
①胸部X線：大葉性―肺葉にびまん性陰影，小葉性―小葉に限局した陰影．肺膿瘍では鏡面形成像〔ニボー（niveau）〕を伴った空洞．
②喀痰検査：サビ色の痰（メトヘモグロビンによる）．
③細菌学的検査：原因菌の検出．肺炎球菌やレジオネラに対する尿中抗原迅速検出キット．
④血液検査：白血球増多，CRP上昇，赤沈促進．

4．治療
①抗菌薬．
②酸素吸入．

2 肺結核症

1．原因

結核菌（*Mycobacterium tuberculosis*）による肺感染症．結核菌は種々の臓器に感染するが，胃液の中でも生存可能である．結核症の約9割が肺結核症．大部分は経気道的に飛沫核感染により感染（空気感染）．結核菌に感染しても発症するのは一部で，潜在性感染の状態が長年続く．

2．症状

①発熱，やせ，倦怠感．
②咳，痰（ときに血痰，喀血）．
③他の臓器の合併がある場合には，それぞれの特有症状．

3．診断

①胸部X線・胸部CT：浸潤影，空洞影，粒状影．
②細菌学的検査：
・喀痰塗抹：Ziehl-Neelsen染色または蛍光法で検出．
・喀痰培養・胃液培養：小川培地または液体培地で培養し，菌同定と薬剤感受性検査を行う．
・遺伝子検査：喀痰塗抹陽性の場合には結核菌PCR検査を行う．
③インターフェロンγ遊離試験（IGRA）（クォンティフェロンなど）：患者から採取した血液にBCG（ウシ型弱毒結核菌）には存在しない特異的抗原を混ぜ，Tリンパ球から遊離するインターフェロンγを測定．ツベルクリン反応と違い，BCG接種の影響を受けることがない高感度・特異度の検査．陽性の場合に既感染か現在の感染かは区別できない点が問題．
④ツベルクリン反応：ツベルクリン液を皮内注射し48時間後に判定．発赤が9mm以下を陰性，発赤10mm以上を弱陽性，発赤10mm以上で硬結を伴う際は中陽性，発赤10mm以上で硬結・二重発赤・水泡・壊死を伴う際に強陽性と判定．BCG接種や非結核性抗酸菌に感染した場合も陽性となり，免疫低下している場合には陰性になる可能性がある．BCG接種や既感染により陽性になるので，診断における意義は乏しい．ただし，陽性への転換（陽転）や強陽性の場合には，最近感染を受けた可能性を示唆する．

4．予防

①集団検診：ツベルクリン反応，X線間接撮影．

②BCG接種．
5．治療
①抗菌薬：イソニアジド（INH），リファンピシン（RFP），ピラジナミド（PZA），エタンブトール（EB），ストレプトマイシン（SM）などで計6カ月治療する．

非結核性抗酸菌症

1．原因
　土壌中や水中に常在する非結核性抗酸菌（NTM）による肺感染症．非定型抗酸菌症ともよばれていた．代表的なNTMは，*Mycobacterium-avium* complex（MAC），*M. kansasii*など．中年女性に多い．HIV感染，生物学的製剤使用下での発症も注目されている．

2．症状
①呼吸器症状：咳，痰．
②全身症状：発熱（当初は微熱）．

3．診断
①身体所見：症状がはっきりせず，健診時に胸部X線異常陰影で発見されることが多い．
②血液検査：白血球増多，CRP陽性，赤沈亢進．
③胸部X線・胸部CT：粒状影，小結節，気管支拡張，空洞影．
④細菌学的検査：結核菌と同様だが，MAC以外の非結核性抗酸菌のPCR検査は臨床応用されていない．

4．治療
①薬物療法：肺MAC症の場合，RFP＋EB＋クラリスロマイシン（CAM）の3剤併用．
②外科治療：病巣が限局している場合には外科的切除を検討．

ウイルス性肺炎

1．原因
　ウイルスによる肺感染症．成人では，免疫抑制状態を背景とした日和見感染症であることが多い．

　インフルエンザウイルス，RSウイルス，アデノウイルス，サイトメガロウイルス，麻疹ウイルスなどが原因となる．冬季に流行するイ

ンフルエンザは上気道炎が主体で，肺炎を併発することはまれ．サイトメガロウイルス肺炎は，副腎皮質ステロイドや免疫抑制薬を使用中の合併症として重要．ウイルス感染後の肺炎球菌など細菌による混合感染も多い．

2．症状
①呼吸器症状：咳，呼吸困難．
②全身症状：発熱，悪寒，頭痛，筋肉痛，倦怠感．

3．診断
①身体所見：上記ウイルス感染による全身状態と咳．
②血液検査：白血球正常，リンパ球比率増加，CRP陽性．
③胸部X線・胸部CT：すりガラス影．
④血清学的検査：IgM抗体陽性，ペア血清によるIgG抗体陽転（4倍以上の変動）．
⑤病原体検査：
・インフルエンザウイルス：鼻腔・咽頭拭い液を用いた迅速診断キット．
・サイトメガロウイルス：アンチゲネミア法により血液中のサイトメガロウイルス抗原陽性細胞を検出．

4．治療
①薬物療法：抗ウイルス薬を使用．細菌との混合感染には抗菌薬を併用．
②一般療法：補液，酸素吸入を行うこともある．

5 肺真菌症

1．原因
真菌を吸入した結果，肺内に炎症をきたした感染症．免疫能低下や菌交代による日和見感染症として発症することが多い．外因性真菌アスペルギルス（*Aspergillus*），クリプトコックス（*Cryptococcus*），ムコール（*Mucor*）などの吸入および全身性播種により，また常在内因性真菌であるカンジダ（*Candida*）などの誤嚥により発症．以前は原虫とされたニューモシスチス（*Pneumocystis*）は，現在は真菌に分類されている．

2．症状
①咳，痰，血痰．

②発熱.
3．診断
①血液検査：白血球増多，CRP陽性.
②胸部X線・胸部CT：
- アスペルギルス肺炎：空洞影，菌球（fungus ball），浸潤影.
- クリプトコックス肺炎：結節影.
- ニューモシスチス肺炎：すりガラス影.

③細菌学的検査：
- 喀痰や気管支鏡生検材料の塗抹・培養.
- 遺伝子検査：ニューモシスチス肺炎でPCR検査.

④血清学的検査：
- β-D-グルカン陽性（ただし，ムコールやクリプトコックスでは陰性）．アスペルギルス，カンジダ，ないしクリプトコックス抗原陽性.

⑤病理学的検査：Grocott（グロコット）染色などで検出.
4．治療
①薬物療法：抗真菌薬.

マイコプラズマ肺炎

1．原因
　細胞壁をもたず細胞やゲノムが非常に小さい肺炎マイコプラズマ（*Mycoplasma pneumoniae*）による肺感染症．非細菌性肺炎の非定型肺炎という概念には，マイコプラズマ肺炎，クラミジア肺炎などが含まれる．若年発症，頑固な咳嗽，白血球数が上昇しない，などの特徴があり，β-ラクタム系抗菌薬（ペニシリン系，セフェム系）が無効．若年者での発症が多く，集団発生することがある．

2．症状
①頑固な乾性咳嗽.
②発熱，頭痛.
③皮疹（小児ではStevens-Johnson症候群など）．
④中耳炎，溶血性貧血を合併することがある.

3．診断
①血液検査：白血球正常から軽度増多，CRP陽性，寒冷凝集反応，肝機能障害.
②胸部X線・胸部CT：浸潤影，すりガラス影.

③血清学的検査：ペア血清によるIgG抗体4倍以上上昇，IgM抗体陽性（発症後5日以降で上昇）．
　④細菌学的検査：咽頭拭い液を用いたマイコプラズマ抗原ないし核酸迅速診断キット．
　⑤マイコプラズマ抗原は赤血球の膜抗原と交差反応を示すため，寒冷凝集反応が陽性を示すことがある．

4．治療

抗菌薬：ペニシリン系やセフェム系などのβ-ラクタム系抗菌薬は無効．マクロライド系，テトラサイクリン系，キノロン系抗菌薬を使用．

クラミジア肺炎

1．原因

細胞内に寄生するクラミジア（*Chlamydia*）による肺感染症．肺炎クラミジア（*C. pneumoniae*）と *C. psittaci* が原因菌となる．後者による肺炎はオウム病とよばれ，鳥類の排泄物等から感染し，幅広い年齢層で発症する．

2．症状

　①頑固な乾性咳嗽．
　②軽度の発熱．

3．診断

　①血液検査：白血球正常から軽度増多，CRP陽性，肝機能障害．
　②胸部X線・胸部CT：浸潤影．
　③血清学的検査：ペア血清によるIgG抗体上昇，単一血清でのIgM抗体陽性．

4．治療

細胞内に移行するマクロライド系，テトラサイクリン系，キノロン系抗菌薬を使用．

B 免疫学的機序が関与する肺疾患

学習の目標
- 気管支喘息
- 好酸球性肺炎
- PIE症候群
- 過敏性肺炎

1 気管支喘息

1．原因
可逆性の気道狭窄が生じ，呼気時喘鳴（ぜいめい）をきたす．アトピー型（IgE依存型，外因性）は小児喘息に多い．ハウスダスト，ダニ，動物のフケなどアレルゲンに対する特異的IgEが存在する．非アトピー型（非IgE依存型，内因性，感染型）は，気温変化，気圧低下，気道感染などにより誘発され，成人発症喘息に多い．乾性咳嗽のみが出現する咳喘息という病状があり，感染を契機に発症し，2週間から3カ月持続する．

2．症状
発作性の呼吸困難，呼気時喘鳴，咳．夜間や早朝に悪化する．

3．診断
①身体所見：発作時には頻呼吸，呼気中心のピーという高い音，呼気延長，聴診で連続性ラ音．
②血液検査：好酸球増多，アレルゲンに対する特異的IgE抗体．
③呼吸機能検査：1秒量（FEV_1）および1秒率（FEV_1/FVC）低下（閉塞性換気障害）．

4．治療
①薬物療法：
- 長期管理薬：吸入ステロイド薬，ロイコトリエン受容体拮抗薬などの抗アレルギー薬内服，長時間作用性$β_2$刺激薬吸入，テオフィリン内服．コントロール不良例では，抗IgE抗体点滴，ステロイド内服．
- 発作治療薬：短時間作用性$β_2$刺激薬吸入，アミノフィリン点滴静注，ステロイド点滴静注．

②アレルゲン回避．

③禁煙,受動喫煙回避.

好酸球性肺炎

1. 原因
肺に好酸球浸潤を認める疾患.末梢血液中の好酸球も増加する.

急性好酸球性肺炎は男性に多く,喫煙,室内外作業が誘因となる.慢性好酸球性肺炎は30〜40歳代の女性に多い.約半数に喘息の既往がある.

2. 症状
①咳,呼吸困難.
②発熱.

3. 診断
①血液検査:白血球増多,好酸球増多,CRP陽性.
②胸部X線・胸部CT:
- 急性好酸球性肺炎:両側性すりガラス影,浸潤影,胸水.
- 慢性好酸球性肺炎:末梢性・多発性浸潤影.

③気管支肺胞洗浄(BAL):好酸球増多.

4. 治療
①副腎皮質ステロイド.
②原因薬剤や喫煙中止.

 PIE (pulmonary infiltration with eosinophilia) 症候群

末梢血好酸球増多を伴う肺病変を包括する過去の概念.寄生虫,感染症,薬剤に伴う好酸球性肺炎,好酸球性多発血管炎性肉芽腫症(Churg-Strauss症候群),アレルギー性気管支肺アスペルギルス症などを包括する.

過敏性肺炎

1．原因
抗原吸入によるⅢ型（免疫複合体による急性症状），Ⅳ型（細胞性免疫）アレルギー反応を介して肺胞壁や細気管支に病変をきたす肺疾患．真菌，細菌，動物その他の体蛋白，化学物質など種々の抗原が原因となる．急性と慢性がある．

2．症状
抗原曝露後に発熱，咳などの症状が出現．
① 咳，痰，呼吸困難．
② 発熱，全身倦怠感．

3．診断
① 身体所見：聴診で捻髪音（fine crackles）．
② 血液検査：白血球（好中球）増多，CRP陽性，KL-6，SP-D高値．
③ 胸部X線・胸部CT：淡いすりガラス影，小粒状影．
④ 呼吸機能検査：肺活量（VC）低下，肺拡散能（DLco）低下．
⑤ 気管支肺胞洗浄（BAL）：総細胞数，Tリンパ球増多．
⑥ 免疫学的検査：特異抗体陽性，抗原添加リンパ球刺激試験陽性．

4．治療
① 抗原回避．
② 薬物療法：副腎皮質ステロイドが基本．慢性過敏性肺炎の進行例では免疫抑制薬を併用．

 BAL（bronchoalveolar lavage）
内視鏡により気管支内を生理食塩液で洗浄し，その回収液を用いる検査法．回収した液の細胞分画やリンパ球サブセットを評価する．

C 閉塞性肺疾患

学習の目標
- 慢性閉塞性肺疾患（COPD）
- 1秒率低下
- 細気管支炎
- びまん性汎細気管支炎（DPB）

1 慢性閉塞性肺疾患（COPD）

1．原因
タバコ煙を主とする有害物質を長期に吸入曝露することで生じた肺の炎症性疾患．持続的な炎症の結果，末梢気道の線維化性狭窄病変と肺胞の気腫病変が形成され，これらがさまざまな割合で複合的に作用して，恒常的かつ進行性の気流閉塞がもたらされる．従来の，臨床症状に基づいた慢性気管支炎と形態学的・病理学的診断の肺気腫を包括した概念．わが国ではきわめてまれだが，$α_1$-アンチトリプシン欠損症患者の70〜80％に肺気腫が発症．

2．症状
① 咳，痰．
② 労作時呼吸困難，呼気時間を長くとる口すぼめ呼吸．
③ ビール樽状胸郭（胸郭拡大）

3．診断
① 胸部X線，CT：肺胞破壊による肺過膨張（横隔膜平低化，滴状心），肺野透過性亢進，気腫化部分低吸収域（CT）．
② 呼吸機能検査：1秒量（FEV_1）および1秒率（FEV_1/FVC）低下．
③ 血液ガス：PaO_2低下，$PaCO_2$上昇．
④ 血液検査：低酸素血症が長く続くと，赤血球増加．

4．治療
不可逆性なので進行を防ぐ．
① 禁煙．
② 薬物療法：長時間作用性抗コリン薬，長時間作用性$β_2$刺激薬，気管支拡張薬，去痰薬，感染時抗菌薬．
③ 呼吸リハビリテーション．
④ 在宅酸素療法．

びまん性汎細気管支炎（DPB）

1．原因
両肺の呼吸細気管支領域（壁軟骨を欠く末梢の気道）に好中球浸潤を認め，慢性炎症をきたす疾患．東アジアに集積する疾患で，日本人ではHLA-Bw54を高率に認める．大部分で慢性副鼻腔炎を合併し，気道系の防御機構障害に人種依存性が高い．

2．症状
①呼吸器症状：咳，膿性痰，呼吸困難．
②鼻症状：鼻閉，膿性鼻汁．

3．診断
①身体所見：聴診で粗い湿性ラ音（coarse crackles）．
②血液検査：寒冷凝集素価高値．
③胸部X線・胸部CT：びまん性に散布する粒状影．
④呼吸機能検査：1秒量（FEV_1）および1秒率（FEV_1/FVC）低下（閉塞性換気障害）．
⑤動脈血ガス分析：PaO_2低下．

4．治療
マクロライド系抗菌薬の少量長期療法．

D 拘束性肺疾患

学習の目標
- □ 間質性肺炎
- □ 肺活量低下（拘束性換気障害）

間質性肺炎（肺線維症を含む）

1．原因
肺胞隔壁の細胞浸潤と線維化をきたす疾患．特発性間質性肺炎と，原因の明らかな過敏性，放射性，薬物性，感染症による間質性肺炎やじん肺，膠原病，血管炎，サルコイドーシスなどの全身的疾患に伴う二次性間質性肺炎がある．特発性間質性肺炎の50％以上を占める特発性肺線維症は慢性進行性で，最も予後不良．

2. 症状
①体動時呼吸困難と乾性咳嗽．
②聴診により捻髪音（fine crackles）を聴取．

3. 診断
①画像検査：胸部X線で網状影，肺容積減少，胸部CTで牽引性気管支拡張，小輪状影多発（蜂巣肺），すりガラス影，浸潤影．
②呼吸機能検査：肺活量（VC）低下（拘束性換気障害），肺拡散能（DLco）低下．
③血液ガス：低酸素血症．
④胸腔鏡下肺生検による病理組織学的診断．
⑤肺胞上皮傷害を反映する血清中のKL-6，SP-Dの上昇．

4. 治療
①特発性，放射性，薬物性では副腎皮質ステロイドの投与．
②在宅酸素療法．

E 肺循環障害

学習の目標
- □ 肺血栓塞栓症
- □ 肺高血圧症

1 肺血栓塞栓症

1. 原因
下肢や骨盤内の深部静脈などで形成され，血流に乗った血栓が肺動脈で捕捉され肺動脈の血流障害をきたした病態．凝固亢進の異常や血流異常が原因．凝固異常として先天性血栓性素因（アンチトロンビン，プロテインC，プロテインS欠損症），抗リン脂質抗体症候群，悪性腫瘍，妊娠，経口避妊薬使用など．血流うっ滞をきたす病態として不動，長期臥床，肥満，脱水など．

2. 症状
突然の呼吸困難，喘鳴，胸痛．

3. 診断
①身体所見：頻脈，頻呼吸，頸静脈拡張，聴診でⅡ音肺動脈成分亢

進，重症例では失神，ショック．
②血液検査：血漿中D-ダイマー・FDP上昇，白血球増多，血清LD上昇．
③心電図：洞性頻脈，右脚ブロック，V_1～V_3の陰性T波．
④心エコー：右心負荷所見（右室拡張や三尖弁逆流，心室中隔扁平化や偏位）．
⑤胸部X線：通常は正常．肺門部肺動脈影拡張，梗塞による楔形浸潤様陰影など．
⑥造影CT：肺動脈内に血栓．下肢深部静脈血栓を伴うことが多い．
⑦肺血流シンチグラム：肺野に楔形の血流欠損像．
⑧動脈血ガス分析：PaO_2低下．

4．治療
①薬物療法：抗凝固療法が基本．先天性血栓性素因がある場合は永続的な経口抗凝固療法．重症例では血栓溶解療法を考慮．
②その他：
- 下肢弾性ストッキング使用．
- 下大静脈フィルター挿入．

肺高血圧症

1．原因
肺動脈圧がさまざまな原因により上昇し心拍出量が低下する疾患で，安静臥位での平均肺動脈圧25mmHg以上．肺動脈性，左心性疾患関連，肺疾患関連，慢性血栓塞栓性など．

2．症状
労作時呼吸困難，動悸，失神．

3．診断
①身体所見：II音肺動脈成分亢進，頸静脈怒張，肝腫大，下腿浮腫，チアノーゼ．
②血液検査：BNP高値．
③心電図：右室肥大（V_1の高いR波，V_5～V_6の深いS波）．
④心エコー：三尖弁収縮期圧較差増大（40mmHg以上）．
⑤胸部X線：中枢側肺動脈拡大，末梢肺血管影狭小化．
⑥肺血流シンチグラム：正常または血流障害に伴う不規則な斑状欠損像．

⑦動脈血ガス分析：PaO_2低下．
⑧右心カテーテル検査：肺動脈圧上昇．肺動脈性肺高血圧症では肺動脈楔入圧（左房圧に相当）が正常（15mmHg以下）．

4．治療
①薬物治療：プロスタサイクリン，エンドセリン受容体拮抗薬，ホスホジエステラーゼ-5阻害薬．
②在宅酸素療法．

F 胸膜疾患

学習の目標
☐ 胸膜炎　　　　　　　　　　　☐ 気胸

1 胸膜炎

1．原因
　肺と胸郭の間にある胸膜に炎症をきたす疾患．壁側胸膜と臓側胸膜の間にある胸膜腔に<u>胸水貯留</u>を伴うことが多い．胸水には漏出性と滲出性があり，漏出性胸水は胸膜自体の病変ではなく，心不全，肝不全，腎不全などの全身性疾患により胸水の産生と吸収のバランスに支障をきたして生じる．滲出性胸水は胸膜に炎症性病変をきたして生じるもので，感染性胸膜炎や悪性腫瘍などによる．

2．症状
胸痛（深吸気時に増強），発熱，咳，呼吸困難．

3．診断
①身体所見：
・打診：胸水貯留部濁音．
・聴診：呼吸音減弱．
②血液検査：白血球増多，CRP陽性．
③胸部X線・胸部CT：胸水，胸膜肥厚．
④胸部エコー：胸腔穿刺時などに用いる．
⑤胸水細胞分画：
・単核球優位：結核性胸膜炎，悪性胸水，膠原病など．

- 好中球優位：肺炎随伴性胸膜炎など．
- 好酸球優位：寄生虫感染など．

（結核性胸膜炎では胸水アデノシンデアミナーゼ（ADA）が高値となる．）

⑥細菌学的検査：
- 一般細菌：胸水塗抹，胸水培養検査．
- 抗酸菌：結核性胸膜炎における胸水塗抹・培養陽性率は低いので，結核菌PCR検査を追加．

⑦胸水細胞診：悪性腫瘍性ではClass Ⅴ．

⑧胸腔鏡下胸膜生検：局所麻酔あるいは全身麻酔下で確定診断目的に施行．

4．治療

①胸腔ドレナージ：中等量以上の胸水貯留でドレナージ．

②感染性では抗菌薬全身投与．

③胸膜癒着：がん性胸膜炎などにおいて，ドレナージ後の胸水再貯留を防ぐため，薬剤を胸腔内に投与し，臓側・壁側胸膜を癒着させる．

気胸

1．原因

陰圧の胸膜腔に空気が入り，肺が虚脱した状態．自然気胸，呼吸器基礎疾患に伴う続発性，外傷性，医原性に大別される．原発性（特発性）自然気胸は15～25歳のやせ型男性に多く，肺囊胞（ブラ），臓側胸膜内気腫性囊胞（ブレブ）の破裂が原因になる．続発性自然気胸はCOPD，肺結核，悪性腫瘍，肺化膿症，Marfan（マルファン）症候群などが基礎疾患となる．

2．症状

突然の胸痛，呼吸困難．

3．診断

①身体所見：
- 打診：鼓音．
- 聴診：患側呼吸音減弱．
- 触診：皮下気腫を伴うことがある．

②胸部X線：虚脱肺と胸腔内空気．

③胸部CT：肺虚脱を確認し，背景の肺病変を評価．

4．治療

①軽症では安静で経過観察．
②中等症以上では胸腔穿刺し脱気．
③外科治療：再発，難治例では胸腔鏡下手術を検討．

G　悪性腫瘍

学習の目標

- □ 原発性肺がん
- □ 転移性肺腫瘍
- □ 悪性中皮腫
- □ 腫瘍マーカー
  - ・腺がん：CEA，SLX
  - ・扁平上皮がん：SCC, CYFRA
  - ・小細胞がん：NSE, ProGRP

1 原発性肺がん

1．原因

　気管支から細気管支，肺胞までの肺組織を起源として発生する上皮性悪性腫瘍．組織型は小細胞肺がんと非小細胞肺がんに大別され，後者には腺がん，扁平上皮がん，大細胞がんがある．

　肺がんの死亡者は年間約7万4千人（2016年）であり，年々増加している．悪性腫瘍のなかで男性1位，女性2位の死亡原因で，危険因子として喫煙，アスベスト（石綿）が重要．

2．症状

①原発巣による症状：
- ・末梢（肺野領域）発生：多くは無症状．
- ・中枢（肺門領域）発生：咳，痰，血痰，呼吸困難．

②胸膜浸潤による症候：胸痛，呼吸困難．

③神経・血管浸潤による症候：
- ・腕神経叢：上肢痛〔Pancoast（パンコースト）症候群〕．
- ・反回神経：嗄声．
- ・上大静脈症候群：顔面，頸部，上腕の浮腫．

3．診断

①胸部X線・胸部CT：結節・腫瘤影，斑状影，肺門・縦隔リンパ

節腫大，胸水．
②病理学的検査：確定診断には病理学的検査が必須．検体採取のために気管支鏡下，CTガイド下経皮的，胸腔鏡下生検を施行．簡便な検査として喀痰細胞診がある．
③腫瘍マーカー：
- 腺がん：CEA，CYFRA，SLX
- 扁平上皮がん：SCC，CYFRA
- 小細胞がん：NSE，ProGRP

④病期分類：肺がんの進行度はTNM分類により表記される．小細胞がんでは，一側胸腔内限局型か，遠隔転移を伴った全身播種型に分類される．
- T（tumor）：原発巣の大きさ，浸潤程度．
- N（lymph node）：所属リンパ節（肺門・縦隔リンパ節）への転移．
- M（metastasis）：遠隔転移．

4．治療

①外科治療：肺葉切除＋肺門・縦隔リンパ節郭清が基本．
②化学療法：小細胞がんと非小細胞がんで抗腫瘍薬の使用法が異なる．近年，ALK阻害薬，EGFR阻害薬，免疫チェックポイント阻害薬などの分子標的薬が使用されるようになった．
③放射線療法：原発巣および転移巣に放射線照射．

転移性肺腫瘍

1．原因

腫瘍細胞が原発巣を離れて，脈管や気道を通じて肺に転移した疾患．転移様式として肺動脈からの血行性が多いが，リンパ行性転移や胸腔からの転移も含まれる．肺に転移するがんの発生臓器は乳房，大腸，腎，子宮，頭頸部の頻度が高いが，多岐にわたる．

2．症状

当初は無症状．進行期には咳，呼吸困難．

3．診断

①胸部X線・胸部CT：多発結節影・粒状影，がん性リンパ管症による小葉間隔壁肥厚，胸水．
②病理学的検査：原発巣の病理所見と比較・検討．検体採取のために気管支鏡下生検，CTガイド下経皮的生検，胸腔鏡下生検を施行．

4．治療
①化学療法：原発部位の腫瘍に応じた治療．
②外科治療：一般に手術適応でないが，肺転移巣の切除が検討されることもある．

3 悪性中皮腫

1．原因
胸膜の中皮細胞から発生する悪性腫瘍．壁側胸膜に初発する．原因の大部分が断熱材などに広く使われていたアスベスト（石綿）で，初回曝露から約40年の潜伏期を経て発症．

2．症状
胸部圧迫感，労作時呼吸困難，胸痛．

3．診断
①胸部X線・胸部CT：胸膜肥厚，胸水貯留．
②病理学的検査：
・胸水細胞診：腺がんとの鑑別は困難．
・胸腔鏡下生検：確定診断目的で施行．H-E染色に免疫染色を追加．
③血清学的検査：可溶型メソテリン関連ペプチド上昇．

4．治療
化学療法や放射線治療の感受性は低い．外科治療としての胸膜肺全摘もあるが侵襲が大きい．

 肺血栓塞栓症とD-ダイマー上昇

D-ダイマーは，フィブリン分解産物を表し，凝固亢進，二次線溶のマーカーである．肺血栓塞栓症やその原因となる深部静脈血栓症では必ず上昇するが，DICほどの上昇はない．逆に上昇がないと，肺血栓塞栓症や深部静脈血栓症は否定的となる．一方，アテローム性脳梗塞や心筋梗塞では，血小板主体の血栓であるうえに，血栓のボリュームが大きくないため，上昇がみられないことも多い．

H その他

学習の目標
- 過換気症候群
- サルコイドーシス
- アンギオテンシン変換酵素（ACE）活性上昇
- 睡眠時無呼吸症候群（SAS）

過換気症候群

1．原因
　明らかな原因疾患はなく，主に心理的要因により，突然発作性の過換気と呼吸困難を呈する疾患．心身症的疾患であり，比較的若い女性に多く，再発を繰り返すことが多い．呼吸性アルカローシスによる多彩な身体症状と強い不安状態を伴う．

2．症状
　不安，突然の頻呼吸と呼吸困難感，手足・口のしびれ，手指の硬直．

3．診断
　①身体所見：著明な頻呼吸，頻脈，テタニー型筋痙攣．
　②動脈血ガス分析：$PaCO_2$低下，pH上昇．PaO_2は正常．

4．治療
　①発作時には患者の不安を除きゆっくり呼吸するよう指示．
　②薬物療法：鎮静薬併用．
　③非発作時には精神科的アプローチ．

サルコイドーシス

1．原因
　全身性の乾酪壊死を伴わない類上皮細胞肉芽腫．微生物などの未知の抗原に対する過剰な免疫反応が病因と推定され，*Propionibacterium acnes* が原因として有力．男女20～30歳代と女性の50～60歳代に発症のピークがある．

2．症状
　無症状で偶然，健診で発見されることも多い．

①全身症状：発熱，倦怠感，関節痛．
②呼吸器症状：咳．
③眼症状：症状として最多．霧視，羞明，飛蚊症（ひぶんしょう），視力低下．
④心症状：刺激伝導障害によるめまい，失神，徐脈．
⑤皮膚症状：結節性紅斑．
⑥顔面神経麻痺，精神神経症状などの神経病変．

3．診断

①上記多彩な身体所見．
②胸部X線・胸部CT：両側肺門リンパ節腫脹（BHL），縦隔リンパ節腫大，上肺野優位の粒状影・斑状影．
③血液検査（血清中）：アンギオテンシン変換酵素（ACE）活性上昇，リゾチーム活性上昇，γ-グロブリン増加，カルシウム高値，可溶性IL-2受容体高値．
④免疫学的検査：ツベルクリン反応陰性化．
⑤眼科的検査：ブドウ膜炎，虹彩炎．
⑥気管支内視鏡検査：網目状粘膜下血管形成．
⑦気管支肺胞洗浄（BAL）：リンパ球増多，CD4/CD8上昇．
⑧病理学的検査：経気管支肺生検（TBLB），皮膚・皮下結節生検など．

4．治療

自然治癒例が多いので，治療を行わずに経過観察だけのことが多い．病変が進行し，眼障害，心障害，呼吸器障害，神経障害の強い時には副腎皮質ステロイドを使用．

睡眠時無呼吸症候群 (sleep apnea syndrome；SAS)

1．原因

睡眠検査で，睡眠1時間あたりの無呼吸（10秒以上の停止）と低呼吸の回数の和（AHI）が5より大きい値を示す疾患．肥満した中・壮年男性に多い．

閉塞型（OSAS）と中枢型（CSAS），混合型に分類される．閉塞型は睡眠時に頻回に出現する上気道，特に咽頭部の閉塞．中枢型は呼吸中枢の異常による．大部分はOSAS．

2. 症状
①周囲の指摘：強いいびき，無呼吸．
②自覚症状：日中過眠，疲労感，集中力欠如．

3. 診断
①身体所見：肥満，小顎症．
②ポリソムノグラフィー（PSG）：睡眠中の中枢・呼吸・循環機能を総合的に知る．
③簡易睡眠モニター法：いびき録音，心電図，経皮的酸素飽和度，鼻気流などを測定．自宅で施行可能．

4. 治療
①減量：肥満者では有効．
②鼻マスク式持続陽圧呼吸（NCPAP）：標準的治療．鼻マスクを装着し圧力をかけた空気を吸入．
③口腔内装置：一種のマウスピースでオプションとして考慮．
④外科治療：上気道拡大手術を考慮．

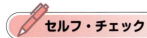 セルフ・チェック

A 次の文章で正しいものに○, 誤っているものに×をつけよ.

1. マイコプラズマ肺炎の原因は原虫である.
2. インフルエンザでは寒冷凝集反応陽性である.
3. ニューモシスチス肺炎では血清β-D-グルカン陰性である.
4. 肺真菌症では胸部X線写真で菌球がみられる.
5. 肺結核症ではインターフェロンγ遊離試験陽性である.
6. 肺気腫では拘束性換気障害がみられる.
7. α₁-アンチトリプシン欠損症患者では肺気腫が発症しやすい.
8. びまん性汎細気管支炎では閉塞性換気障害がみられる.
9. 間質性肺炎では拘束性換気障害がみられる.
10. 胸膜炎の原因に結核がある.
11. 肺血栓塞栓症では血漿中D-ダイマー上昇がみられる.
12. 小細胞肺がんでは血清CEA上昇がみられる.
13. 悪性中皮腫の原因の大部分が喫煙である.
14. サルコイドーシスでは血清アンギオテンシン変換酵素活性上昇がみられる.

A 1-×(マイコプラズマは細胞壁をもたず, 細菌とウイルスの間に位置する), 2-×(マイコプラズマ肺炎), 3-×(陽性), 4-○, 5-○, 6-×(閉塞性換気障害), 7-○, 8-○, 9-○, 10-○, 11-○, 12-×(NSEやProGRP), 13-×(アスベスト), 14-○

B

1. 慢性閉塞性肺疾患はどれか．2つ選べ．
   - ① 肺気腫
   - ② 肺腺がん
   - ③ 間質性肺炎
   - ④ 慢性気管支炎
   - ⑤ サルコイドーシス

2. 閉塞性換気障害を示すのはどれか．2つ選べ．
   - ① 肺線維症
   - ② 肺うっ血
   - ③ 気管支喘息
   - ④ 肺気腫
   - ⑤ 間質性肺炎

3. α_1-アンチトリプシン欠損症患者に好発するのはどれか．
   - ① 気管支喘息
   - ② 慢性気管支炎
   - ③ 肺気腫
   - ④ 間質性肺炎
   - ⑤ サルコイドーシス

B 1-①と④，2-③と④，3-③

4 消化器疾患

A 炎症性疾患

> **学習の目標**
> - □ 食道炎
> - □ 胃食道逆流症（GERD）
> - □ 急性胃炎
> - □ 慢性胃炎
> - □ ヘリコバクター・ピロリ（*Helicobacter pylori*）
> - □ 感染症腸炎
> - □ アメーバ性大腸炎
> - □ 潰瘍性大腸炎
> - □ Crohn（クローン）病
> - □ 腸結核

食道炎

食道粘膜に炎症性変化を生じた状態．逆流性，好酸球性，感染性，薬剤性，腐食性，放射線性があるが，特に頻度が高いのが逆流性．

逆流性食道炎

1．原因

胃酸やその他の胃内容物の食道への逆流によって起こる．胃食道逆流症（gastroesophageal reflux disease；GERD）という状態がある．逆流の原因として一過性の下部食道括約筋の弛緩や食道裂孔ヘルニアなど．

2．症状

主症状は胸やけ，呑酸（すっぱいものが口の方へ逆流），その他，胸痛，心窩部痛，悪心など．食道外症状として慢性咳嗽，咽頭痛など．

3．診断

①上部消化管内視鏡：内視鏡で食道の炎症の程度を調べる．改訂ロサンゼルス分類によって食道炎の程度を6段階（N：正常．M：白濁する色調変化型．A，B：軽症型．C，D：重症型）に分ける．
②24時間食道pHモニタリング検査：鼻から細いモニターを挿入し，pHが4以下になることで酸逆流を証明．
③プロトンポンプ阻害薬（PPI）テスト：PPIを1～2週間投与して症

状改善の有無を判定．

4．治療
①生活指導：過食を避ける．高脂肪食・炭酸飲料・チョコレートの摂取制限．就寝時の頭位挙上．
②薬物治療：酸分泌抑制薬プロトンポンプ阻害薬を第一選択薬として使用．

胃炎

急性胃炎

1．原因
外因性，内因性刺激により，急激に胃にびらん，潰瘍などの病変が生じた状態．突発的に発症する心窩部痛，悪心・嘔吐などの上腹部症状と胃粘膜所見から急性胃粘膜病変（acute gastric mucosal lesion；AGML）という概念もある．
①食事の不摂生，暴飲暴食，辛い物の大量摂取など．
②薬剤の刺激：非ステロイド系抗炎症薬，副腎皮質ステロイドなど．
③感染症（ノロウイルス，アデノウイルス，ロタウイルス，インフルエンザウイルス，サイトメガロウイルスなどのウイルス感染症や細菌性食中毒，アニサキス），ストレスなどの精神的因子．

2．症状
胃の膨満感，悪心，嘔吐，食欲不振，上腹部痛．感染症だと発熱を伴う．

3．診断
胃内視鏡：好中球主体の細胞浸潤，浮腫，出血，びらん．

4．治療
①プロトンポンプ阻害薬，ヒスタミンH2受容体拮抗薬などの酸分泌抑制薬．
②粘膜保護薬．

慢性胃炎

組織学的に胃粘膜の慢性炎症と固有胃腺の萎縮・消失がみられる状態．症状の原因となる器質的，全身的，代謝性疾患がないにもかかわらず，心窩部痛や胃もたれなどの心窩部を中心とする腹部症状が慢性

的に続く疾患を機能性ディスペプシア（functional dyspepsia；FD）とよぶようになった．

1．原因
ヘリコバクター・ピロリ（*Helicobacter pylori*）感染が主な原因．その他に，自己免疫性，薬剤性による刺激などがある．

2．診断
①胃内視鏡：斑状発赤，びらん，浮腫．萎縮性では粘膜菲薄化と灰色調，血管透見像．

②ヘリコバクター・ピロリ関連検査

a．内視鏡が必要な検査：
- 迅速ウレアーゼ試験：ヘリコバクター・ピロリがもつウレアーゼという尿素分解酵素の活性を利用する．生検材料の血液付着，胃内pHのアルカリ化で偽陽性の可能性がある．
- 鏡検法：生検標本のGiemsa染色でヘリコバクター・ピロリを探す．

b．内視鏡が不要な検査：
- 尿素呼気試験：^{13}Cで標識した尿素を経口投与し，呼気中の$^{13}CO_2$を測定する．精度が高く除菌判定に最も優れている．
- 抗体検査：血液・尿で検査できるが，抗体の半減期が6カ月もあるため，早期の除菌判定には適さない．
- 便中ヘリコバクター・ピロリ抗原：便で診断できる．
- ペプシノゲン（保険適用外）：ペプシノゲンⅠは主に胃底腺から発生するのに対し，ペプシノゲンⅡは幽門腺から発生する．各ペプシノゲン単独の数字だけではなく，ペプシノゲンⅠとⅡの比率を検査する「ペプシノゲン比率」が胃全体の萎縮（胃粘膜の薄さ）度合いを反映する．萎縮性胃炎の状態が続くと胃酸の分泌が少なくなっていき，血液中のペプシノゲンⅠの値が低下して，ペプシノゲン比率も低下し，健診で異常値として認識される．

3．治療
①除菌治療は，一次治療ではプロトンポンプ阻害薬＋アモキシシリン＋クラリスロマイシン7日間併用，二次治療はプロトンポンプ阻害薬＋アモキシシリン＋メトロニダゾール7日間併用．

②症状がある際にはH2受容体拮抗薬，胃粘膜保護薬，消化管運動賦活薬など．

3 感染性腸炎

　急性腸炎は，腹痛，下痢，発熱といった臨床症状を呈し，約2週間以内に炎症がおさまる．便培養や生検組織から菌を同定し確定診断に至るが，臨床症状だけから命名されることも多い．（6章「感染症」も参照．）

 アメーバ性大腸炎

1．原因
　赤痢アメーバ原虫の嚢子を経口摂取することにより発症．感染経路としては，東南アジアなどの海外渡航による輸入感染や性行為感染が多いとされているため，詳細な問診が必要．感染症法の四類感染症．

2．症状
　腹痛，下痢，イチゴゼリー様粘血便など．慢性の経過をたどることが多い．

3．診断
　①大腸内視鏡：病変の好発部位は直腸～S状結腸と盲腸で，中心部に黄白苔を有する下掘れ状の潰瘍やびらんなどタコイボ様所見が散在．
　②生検：組織から原虫を確認して確定診断となる．生検は黄白苔部で行うことが重要．
　③血清学的検査：陽性反応は現在と過去の感染を厳密に区別することができない．また，感染の急性期には偽陰性になる可能性がある．

4．治療
　メトロニダゾールが著効．診断に難渋する際には，診断的治療として使用することもある．

4 潰瘍性大腸炎

1．原因
　大腸粘膜および粘膜下層にびらんや潰瘍を形成する原因不明のびまん性非特異的炎症性疾患．遺伝的素因に環境因子が加わって，大腸で異常な免疫反応が起こる．20～30歳代が好発年齢であるが，小児や高齢での発症もまれではない．

2．症状
　粘血便，血性下痢，腹痛や関節痛，結節性紅斑，壊疽性膿皮症など

の腸管外症状．

3．分類
①病変範囲による分類：直腸炎型，脾彎曲部から肛門側の左半結腸炎型，脾彎曲部を越えて口側に炎症が及ぶ全大腸炎型．
②臨床的重症度分類：排便回数，顕血便，発熱，頻脈，貧血，赤沈の6項目で判定．

4．診断
本症が疑われる際には，まず放射線照射歴，抗菌薬服用歴，海外渡航歴などを聴取するとともに，細菌学的・寄生虫学的検査を行って感染性など他の腸炎を除外．
①血液検査：特異的な項目はない．炎症反応や低蛋白血症，貧血など．
②注腸造影：ハウストラ消失（鉛管像）など．
③大腸内視鏡：粘膜発赤・浮腫のため血管透見像が消失した粗造な細顆粒状粘膜．粘血膿性分泌物．重症化すると，易出血性やびらん・潰瘍・偽ポリポーシスを伴う．
④生検：活動期では粘膜と粘膜下層にびまん性炎症性細胞浸潤，陰窩膿瘍，杯細胞減少．慢性期では腺管の配列異常（蛇行・分岐），萎縮が残存するが，非特異的所見であるので総合的に判断．

5．治療
①基本はアミノサリチル酸製剤．
②改善が乏しい場合は副腎皮質ステロイド，免疫抑制薬（アザチオプリン，6-メルカプトプリン），抗TNF-α抗体製剤やカルシニューリン阻害薬，白血球除去療法．
③中毒性巨大結腸症，大量出血や内科的治療不応例などでは，外科的加療．

5 Crohn（クローン）病

1．原因
原因不明であるが免疫異常の関与が考えられる，全層性肉芽腫性炎症性疾患．再燃と寛解を繰り返す．口腔から肛門まで消化管のどの部位にも起こりうるが，回盲部が好発部位．主に10歳代後半から20歳代の若年者に発症．

2．症状
慢性の腹痛，下痢，体重減少，発熱，肛門痛．腸管外症状として関

節痛，ブドウ膜炎，結節性紅斑など．

3．分類
病変部位により，小腸型，大腸型，小腸大腸型．

4．診断
診断基準では，主病変に縦走潰瘍（4～5cm以上），敷石像，非乾酪性類上皮細胞肉芽腫，副所見に不整形潰瘍またはアフタ，上部消化管病変．
①血液検査：炎症反応，低アルブミン血症，軽度貧血などで，特異的所見はない．
②消化管造影・内視鏡：縦走潰瘍，敷石像，縦列するアフタ，潰瘍など．
③生検：非乾酪性類上皮細胞性肉芽腫，全層性の炎症．

5．治療
①基本はアミノサリチル酸製剤，栄養療法．
②改善が乏しい場合には副腎皮質ステロイド，免疫抑制薬，抗TNF-α抗体製剤．
③難治性腸管狭窄，瘻孔，内科治療無効例などには外科的加療．

6 腸結核

1．原因
結核菌が腸粘膜に入り，炎症，乾酪性肉芽腫を形成し，その後潰瘍を形成．肺結核病巣など他臓器からの2次性発生である続発性と，腸管を初感染巣とする原発性がある．病変は全消化管に発生する可能性があるが，好発部位は回盲部．

2．症状
腹痛，発熱，食欲不振，下痢，血便，体重減少などで，特異的な症状はない．

3．検査
①血液検査：特異的な項目はなく，炎症反応や軽度の貧血，低蛋白血症などの低栄養状態．
②インターフェロンγ遊離試験（クォンティフェロンなど）陽性．
③大腸内視鏡，消化管造影：回盲部が好発部位で腸管横軸方向の輪状潰瘍，腸管狭窄，潰瘍など．

4. 診断
①内視鏡下の生検で結核菌（抗酸性桿菌）もしくは乾酪性肉芽腫を確認．
②生検組織培養で結核菌を確認．
③生検組織のPCRで結核菌特異的遺伝子の確認．

5. 治療
①肺結核の標準治療に準じて行い，結核薬としてイソニアジド，リファンピシン，ピラジナミド，エタンブトールによる治療が原則．
②治療後に腸管の変形で狭窄，瘻孔などをきたす場合には，バルーン拡張や外科的加療．

B 消化性潰瘍

学習の目標
- □ 胃潰瘍
- □ 十二指腸潰瘍
- □ Zollinger-Ellison（ゾリンジャー・エリソン）症候群

消化性潰瘍とは，胃潰瘍と十二指腸潰瘍の総称である．

1 胃潰瘍（原因，症状，検査，治療：十二指腸潰瘍と同様）

2 十二指腸潰瘍

1. 原因
①ヘリコバクター・ピロリの関与．
②薬物（鎮痛消炎薬，副腎皮質ステロイド）．
③ストレス．

2. 症状
①心窩部痛：空腹時や食後1～2時間後に強い．
②胃膨満感．
③悪心，嘔吐．
④胸やけ．

3．検査
①上部消化管造影：ニッシェ，粘膜ヒダ集中像．
②上部消化管内視鏡：潰瘍や瘢痕．
③便潜血反応：陽性．

4．治療
①酸分泌抑制薬のH2受容体拮抗薬，プロトンポンプ阻害薬．
②ヘリコバクター・ピロリ陽性なら除菌療法．
③粘膜保護薬（防御因子増強薬）．

3 Zollinger-Ellison（ゾリンジャー・エリソン）症候群

1．原因
　ガストリンの過剰分泌のため過剰な胃酸が分泌される難治性胃潰瘍，慢性水様性下痢もきたす病態．ガストリノーマは消化管ホルモン産生膵ランゲルハンス島非β細胞腫瘍の一つ．MEN1〔多発性内分泌腫瘍症1型．常染色体優性（顕性）遺伝．下垂体腺腫，副甲状腺機能亢進症，膵内分泌腫瘍の組み合わせ〕に合併することがある．

2．症状
①心窩部痛，吐下血．
②水様便，脂肪便．

3．診断
①血中ガストリン高値．②画像による局在診断．

4．治療
①外科的切除．
②潰瘍に対する加療として，プロトンポンプ阻害薬，H2受容体拮抗薬の投与．

 ヘリコバクター・ピロリ関連血液疾患

ヘリコバクター・ピロリ感染は胃潰瘍や胃がんのみならず，ITP（特発性血小板減少性紫斑病）や胃MALTリンパ腫などの血液疾患の発症にも関連する（p.99参照）．国試にもその事実は出題されている．除菌により，ITPにおいて日本人では血小板数が上昇することが多く，胃MALTリンパ腫が消失することも多い．

C 腸閉塞（イレウス）

学習の目標
☐ 腸閉塞

1．原因
腸内容が腸管内を正常に通過できない状態．
①機械的閉塞：腹腔内癒着，悪性腫瘍，ヘルニア嵌頓（かんとん），腸重積など．
②機能的閉塞：急性腹膜炎，脊髄障害，開腹術後，薬剤性など．

2．症状
①腹痛．
②嘔吐．
③腹部膨満．

3．診断
①腹部単純X線：立位で鏡面像（ニボー），小腸ヒダ，結腸膨起など．
②血液検査：水分・電解質の喪失により代謝性アルカローシス，白血球数・ヘモグロビン・尿素窒素（UN）・クレアチニン上昇．

4．治療
①禁飲食．
②輸液．
③経鼻的にイレウス管を挿入し吸引減圧．
④外科的療法．

D 過敏性腸症候群(irritable bowel syndrome ; IBS)

学習の目標
- [ ] 過敏性腸症候群

1．原因
器質的疾患がないが，腹痛と便通異常が慢性に持続する病態．心理・社会的ストレス，内臓知覚過敏，消化管運動異常などの脳腸相関が関与．

2．症状
①腹痛．
②下痢，便秘，その交代性便通異常．
③腹部膨満感．

3．治療
①第1段階は患者の苦痛に耳を傾け，受容する．器質的疾患を否定し，不安を除去したうえで，原因が消化管機能異常であることを説明．さらに，心理・社会的ストレスを除去・調整し，必要に応じ薬物療法を行う．便の水分バランスをコントロールする合成高分子化合物を用いることが多い．下痢型の場合は止痢薬も用いられ，便秘型には緩下剤も使用される．
②第2段階として心身医学的治療．

E　悪性腫瘍

学習の目標
- □ 食道がん
- □ 胃がん
- □ 大腸がん

1 食道がん

1．原因

食道に発生する上皮性悪性腫瘍．約半数が胸部食道中央付近，次いで下部食道．90％以上が扁平上皮がん．扁平上皮がんでは，飲酒，喫煙，熱い飲食物が発症リスクを上昇させる．消化管がんのなかでは最も予後が悪い．

2．症状

① 初期には無症状，もしくは嚥下時の食道のしみる感じ．健診時に内視鏡検査で発見されることが増えている．
② 進行すると通過障害・嘔吐，体重減少のほか，胸部痛，嗄声などの症状が出現．

3．診断

① 上部消化管（食道）造影：がんによる食道の狭窄，変形を描出するが，早期がんの診断は困難．二重造影法で食道粘膜の変化や食道の変形をみる．
② 上部消化管内視鏡：色調変化，粘膜の粗造所見，腫瘤の確認など．表在がんは，通常の観察では診断が困難なこともしばしばあるため，ヨード染色が一般的に行われている．正常食道重層扁平上皮にはグリコーゲンが含まれているので褐色に染色されるが，がん細胞はグリコーゲンが乏しいため，染色されずに白色を呈する．
③ 生検，細胞診：内視鏡下で生検を行い，病理診断．
④ 超音波内視鏡：食道がんの深達度，周囲リンパ節への転移の評価．食道がんの深達度診断は，進行期を決定して治療方針を検討するために重要．
⑤ CT：周囲組織への浸潤やリンパ節，遠隔臓器への転移の有無を診断．

⑥腫瘍マーカー：保険適用となっているのは，SCC，p53抗体，CEA．SCCが最も利用されている．

4．治療
① 内視鏡治療：内視鏡的粘膜切除術（EMR），内視鏡的粘膜下層剥離術（ESD）．
② 手術療法：食道切除術＋リンパ節郭清．近年では胸腔鏡，腹腔鏡を併用した手術侵襲の改善が図られている．
③ 放射線療法：消化管がんのなかでも，食道扁平上皮がんについては放射線療法の反応は良好．
④ 化学療法：遠隔転移例では単独でも行われるが，手術前後でも補助療法として行われることがある．放射線との併用療法が手術療法に匹敵する比較的良好な結果の報告が多い．主に5-FU，シスプラチン（CDDP）などの抗腫瘍薬．

胃がん

1．原因
胃粘膜から発生する上皮性悪性腫瘍．大部分が腺がん．分化型と未分化型に分けられ，細胞の組織型や分化度で治療方針が異なる．男性のがんで最多で，男女比は約2：1．5年生存率は早期胃がんでは90％以上であるが，全体では約70％．ヘリコバクター・ピロリの持続感染，喫煙や食生活などの生活習慣などが原因となる．

2．症状
① 早期がんの段階で自覚症状が出ることはほとんどなく，進行がんでは心窩部不快感，食欲不振，体重減少など．
② 貧血や吐血・黒色便が発見のきっかけになる場合もある．

3．診断
① 上部消化管（胃）造影：二重造影法や圧迫法が有効．潰瘍形成型では不整形ニッシェ，粘膜ひだの不規則化，肥大・断裂，硬化，腫瘤形成型では陰影欠損像，進行がんで胃壁進展不良など．
② 上部消化管内視鏡：色調の変化，粘膜の粗造所見，腫瘤の確認など．インジゴカルミン散布によるコントラスト強調，また，酢酸散布併用により，がん部は粘液産生がないため，インジゴカルミンが付着しないことを利用する．狭帯域光観察（NBI）で，胃粘膜の詳細な診断が可能になっている．組織生検を同時に行い，組織

型を確定し，分化型，未分化型の診断を行う．
③超音波内視鏡：深達度，周囲リンパ節への転移の診断．
④CT，MRI：周囲組織への浸潤やリンパ節，遠隔臓器への転移の有無を診断．

4．治療

粘膜下層までにとどまっているのが早期がん，固有筋層より下まで広がっているのが進行がん．治療方法は内視鏡的治療，外科手術，化学療法があり，組織型が分化型で，病変の大きさが2 cm以内，病変が粘膜内にとどまっている場合には内視鏡的治療の適応．
①内視鏡治療：内視鏡的粘膜切除術（EMR），内視鏡的粘膜下層剥離術（ESD）．
②手術療法：内視鏡治療の適応外病変には，胃切除術＋リンパ節郭清が根治術．近年では腹腔鏡下手術が広く行われるようになった．
③化学療法：5-FU系薬剤TS-1の登場により飛躍的に進歩．他の標準的な抗悪性腫瘍薬としてはCDDP．増殖因子受容体HER2陽性胃がんでは分子標的治療薬トラスツマブ併用．術前，術後，術後再発など手術と併用して治療を行うことが多い．遠隔転移・腹膜播種など進行した例でも全身化学療法を施行することが多くなった．

3 大腸がん

1．原因

大腸粘膜から発生する上皮性悪性腫瘍．大部分が腺がん．結腸がんと直腸がんに分けられる．罹患率，死亡率はともに男性では女性の約2倍と高く，直腸がんにおいて男女差が大きい傾向．腺腫が無数に発生する大腸ポリポーシスは常染色体優性（顕性）遺伝で，大腸がんの発生率が高い．

2．症状

①初期段階では無症状．
②左側結腸や直腸がんで血便，下血，下痢と便秘の繰り返し，便の狭小化，腹痛，貧血，原因不明の体重減少など．
③腸閉塞症状から嘔吐などで発見されることもある．

3．診断
①便潜血反応：ヒトヘモグロビンに特異的に反応する免疫法が主流．大腸がん検診のスクリーニングとして広く行われている．
②注腸造影：腫瘤，狭窄を診断．
③大腸内視鏡：直腸から回盲部まで挿入し病変を観察し，腫瘤を確認．組織生検，場合によってはポリープ切除を同時に行う．最近では，多くは2次スクリーニングの確定診断目的に施行される．
④CT：周囲組織への浸潤やリンパ節，遠隔臓器への転移の有無を診断し，病期を診断．
⑤腫瘍マーカー：CEAが存在診断，進行度の予測，経過観察に有用．肝への転移予測にはCA19-9が有用．

4．治療
他の消化管がんの治療と同様，治療方針は病期によって変わる．
①内視鏡治療：粘膜がんまたは粘膜下層軽度浸潤がんといった早期がん（リンパ節転移がないと思われる病変）に対しては，内視鏡的粘膜切除術（EMR），内視鏡的粘膜剥離術（ESD）．
②手術療法：病変部切除＋リンパ節郭清が標準術式．大腸ポリポーシスでは大腸摘出術．遠隔転移が認められ根治術困難な症例であっても，進行大腸がんでは閉塞すれば腸閉塞となることから原発巣手術療法の適応となることが多い．
③化学療法：術後補助治療，術後再発など手術と併用して治療を行うことが多い．また遠隔転移・腹膜播種など進行した例に対して行う．代表的な薬として5-FU，イリノテカン，各種分子標的治療薬など．

便潜血反応

現在は一般に，抗ヒトヘモグロビン抗体を用いた免疫学的方法が用いられている．胃酸や胃・膵液由来の消化液によりヘモグロビンが変性する上部消化管出血は検出できず，下部消化管出血で陽性になるため，大腸がんスクリーニングに用いられている．がんがあっても，たまたま出血していなければ陰性になり，がんがなくても，痔があれば陽性になることがある．

セルフ・チェック

A 次の文章で正しいものに○，誤っているものに×をつけよ．

	○	×
1. 食道炎は食道裂孔ヘルニアが原因となる．	☐	☐
2. 鎮痛消炎剤服用は急性胃炎の原因となる．	☐	☐
3. ヘリコバクター・ピロリは慢性胃炎の原因となる．	☐	☐
4. 潰瘍性大腸炎の治療に免疫抑制薬が用いられる．	☐	☐
5. Crohn病の全層性肉芽腫性炎症性病変は回盲部に好発する．	☐	☐
6. 腸結核ではインターフェロンγ遊離試験陰性．	☐	☐
7. 副腎皮質ステロイド服用は消化性潰瘍の原因となる．	☐	☐
8. Zollinger-Ellison症候群では血中インスリン高値がみられる．	☐	☐
9. 食道がんの腫瘍マーカーにSCCがある．	☐	☐
10. 大腸がんの腫瘍マーカーにAFPがある．	☐	☐

B

1. 炎症性腸疾患はどれか．
   - ☐ ① Zollinger-Ellison症候群
   - ☐ ② サルコイドーシス
   - ☐ ③ 過敏性腸症候群
   - ☐ ④ 吸収不良症候群
   - ☐ ⑤ Crohn病

A 1-○，2-○，3-○，4-○，5-○，6-×（陽性），7-○，8-×（ガストリン高値），9-○，10-×（CEA）

B 1-⑤（①Zollinger-Ellison症候群ではガストリノーマによってガストリンが過剰分泌され，難治性の消化性潰瘍が生じる．②サルコイドーシスでは肺および肺外の臓器に非乾酪性類上皮細胞肉芽腫が生じる．③過敏性腸症候群は器質的異常がなく，下痢，便秘を繰り返す．④吸収不良症候群は栄養素の消化または吸収の障害によって起こされる症候群．⑤Crohn病は終末回腸に好発する肉芽腫性炎症性疾患）

2. 治療について**誤っている**組合せはどれか．
   - ① 消化性潰瘍 ――――― ヘリコバクター・ピロリ除菌
   - ② 虫垂炎 ――――――― 切除術
   - ③ 潰瘍性大腸炎 ――― アミノサリチル酸製剤
   - ④ 大腸ポリポーシス ― 副腎皮質ステロイド
   - ⑤ 腸閉塞 ――――――― 禁飲食

3. 原因について**誤っている**のはどれか．
   - ① 急性胃炎 ――――――― 暴飲暴食
   - ② 慢性胃炎 ――――――― ヘリコバクター・ピロリ
   - ③ 消化性潰瘍 ――――― ヘリコバクター・ピロリ
   - ④ 大腸ポリポーシス ― 常染色体優性（顕性）遺伝
   - ⑤ 過敏性腸症候群 ――― 赤痢アメーバ

4. **誤っている**組合せはどれか．
   - ① 肺気腫 ――――― 呼気延長
   - ② 胃潰瘍 ――――― 鮮血色便
   - ③ 急性膵炎 ――― 脾　腫
   - ④ 膀胱炎 ――――― 頻　尿
   - ⑤ 急性肝炎 ――― 黄　疸

5. ヘリコバクター・ピロリ感染症の検査の検体として**誤っている**のはどれか．
   - ① 胃　液
   - ② 血　清
   - ③ 呼　気
   - ④ 尿
   - ⑤ 便

2-④（大腸摘出術），3-⑤（心理・社会的ストレス），4-②（正しくはタール便．鮮血色便は下部消化管出血時），5-①（ピロリ菌は胃液中でなく，胃粘膜に生息する）

5 肝・胆・膵疾患

A 肝疾患

> **学習の目標**
> - 急性ウイルス性肝炎
> - 劇症肝炎
> - 慢性肝炎
> - 自己免疫性肝炎
> - アルコール性肝障害
> - 非アルコール性脂肪肝, 非アルコール性脂肪肝炎（NAFLD, NASH）
> - 肝硬変
> - 肝がん

1 急性ウイルス性肝炎

1．原因
①流行性肝炎（A型肝炎）：A型肝炎ウイルス（HAV）により汚染された食物，飲料水による経口感染．潜伏期2〜6週間，発症後4〜6週で自然治癒．

②血清肝炎（B型肝炎）：性交渉やB型肝炎ウイルス（HBV）により汚染された輸血，注射針を介する非経口感染．潜伏期2〜6カ月．一般に2〜3カ月で治癒するが，一部劇症化や慢性化．

③C, D, E型肝炎．C型肝炎ウイルス（HCV）は輸血（注射），移植，傷口からの侵入が主な感染経路となる．1988年に同定された．70〜80％は慢性肝炎へ移行．さらにしばしば肝硬変，肝がんに移行する．D型はB型感染者のみに感染が成立する不完全ウイルス．E型は糞便経口感染．慢性化しない．F, G型もある．

2．症状
①前駆期：全身倦怠感，食欲不振，発熱，嘔気，嘔吐，右上腹部痛，下痢．
②黄疸期：黄疸，皮膚搔痒感．
③回復期：黄疸消退，自覚症状消失．

3．診断
①血液生化学検査：AST，ALT，ビリルビン高値など肝機能異常．
②血液凝固検査：肝細胞の傷害が強いときには肝細胞での凝固因子

産生が低下し，プロトロンビン時間（PT）延長．
　③免疫血清検査：ウイルス抗原，抗体検査により原因ウイルスを検出．病期により，抗原・抗体の検出が推移．
　④腹部エコー：肝腫大．
4．治療
安静と食事療法が主体．

劇症肝炎
1．原因
　肝炎のうち，経過中に急激かつ重度の肝細胞機能障害が生じた結果，肝性昏睡をはじめとする急性肝不全症状を呈する予後がきわめて不良な疾患群．90％以上がウイルス性，ほかに薬剤性，自己免疫性．
2．症状
　①意識障害必発で，肝性脳症とよばれる．昏睡まで重篤化する．
　②強い全身倦怠感，悪心・嘔吐，進行性の黄疸．
　③腹水，乏尿，浮腫．
　④羽ばたき振戦．
3．診断
　①上記臨床症状．
　②血液生化学検査：ビリルビン高値．肝逸脱酵素上昇．コリンエステラーゼ，総コレステロール，アルブミンは減少し，血液アンモニア上昇．カリウム，尿素窒素高値．
　③末梢血液検査：白血球増加，血小板減少．
　④血液凝固検査：プロトロンビン時間（PT）延長．
　⑤腹部エコー，CT：著明な肝萎縮，腹水貯留など．
　⑥脳波：意識障害のある場合，高振幅徐波（デルタ波），三相波など．
4．治療
　全身状態を管理し，合併症を予防しつつ，肝解毒機能，肝合成能の代償を行う．
　①全身管理：絶飲絶食のもと中心静脈栄養．呼吸，循環管理．
　②特殊療法：血液透析濾過，血漿交換など人工肝補助，副腎皮質ステロイドによる肝細胞保護など．
　③生体肝移植．

慢性肝炎

1．原因
急性肝炎罹患後，6カ月以上肝内に炎症が残り，臨床症状や肝機能異常が遷延する病態．わが国では肝炎ウイルスの持続感染によるものが圧倒的に多く，約70％がC型肝炎ウイルス，約30％はB型肝炎ウイルスによる．その他，アルコール性，自己免疫性，薬剤アレルギー性．数年から20～30年にわたって肝機能が軽快と増悪を繰り返し，一部肝硬変，肝がんへ移行．

2．症状
全身倦怠感，食欲不振，黄疸など．

3．診断
①B型肝炎：急性期にIgM-HBc抗体，HBe抗原，HBs抗原，後にHBc抗体，HBe抗体，HBs抗体の出現．HBV DNAをPCR法により検出．

②C型肝炎：HCVコア蛋白定量，HCV RNAをRT-PCR法で検出．HCV抗体検出．

③血液生化学検査：血清ビリルビン増加，主として直接型．AST・ALT・γ-GT・LD・γ-グロブリン上昇（膠質反応TTT，ZTTの上昇）．

④腹部エコー・CT：肝腫大．

⑤肝生検：門脈域の線維性拡大と単核球の浸潤，および実質の壊死，炎症反応．

4．治療
①抗ウイルス療法（C型肝炎ウイルスに対する経口抗ウイルス薬配合薬，B型では劇症化が懸念される急性肝炎や慢性肝炎には経口抗B型肝炎ウイルス薬ラミブジン）．

②肝庇護薬．

③食事療法：栄養素のバランスがとれた食事．

④社会生活：肝機能の安定している時期には社会生活が可能．ただし食後は安静とし，睡眠を十分にとるよう指導．

4 自己免疫性肝炎

1．原因
自己免疫機序が原因となって発症すると考えられる慢性活動性肝炎である．中年以降の女性に好発する．自己肝細胞に対する免疫学的寛容の破綻，自己反応性T細胞活性化と制御性T細胞の機能障害による細胞性免疫異常．

2．症状
①食欲不振，全身倦怠感，黄疸など急性肝炎症状．
②関節痛，発熱，発疹などの全身症状を伴う．

3．診断
①血液生化学検査：AST・ALTの上昇．
②免疫血清学検査：CRP陽性，赤沈亢進，γ-グロブリン高値，IgG上昇．
③抗核抗体や抗平滑筋抗体陽性．通常，肝炎ウイルスマーカーは陰性．
④肝生検：門脈域の線維性拡大とリンパ球・形質細胞浸潤．

4．治療
副腎皮質ステロイドなどによる免疫抑制療法．

5 アルコール性肝障害

長期にわたるアルコール過剰摂取により起きる肝障害．アルコールあるいはその代謝産物による直接的肝障害作用が原因で，遺伝的素因，栄養因子などが関与．脂肪肝，肝線維症，アルコール性肝炎，肝

非アルコール性脂肪性肝疾患（non-alcoholic fatty liver disease；NAFLD），非アルコール性脂肪肝炎（non-alcoholic steatohepatitis；NASH）

非アルコール性脂肪性肝疾患は，アルコール性肝障害をきたすほどの飲酒歴がなく，肥満，糖尿病，脂質異常症，高血圧症，メタボリックシンドロームなどの生活習慣病を基盤として発症する．肥満や糖尿病を基礎にした脂肪肝に対しては，運動，食事療法，血糖コントロールを行う．脂肪肝だけの状態では予後は良好であるが，炎症や線維化を伴う脂肪肝は非アルコール性脂肪肝炎（NASH）とよばれ，肝硬変や肝がんに移行して予後不良となることもある．

硬変，肝がんの病型がある．禁酒もしくは節酒が治療の基本で，禁酒しなければ予後不良．

6 脂肪肝

1．原因
　過食，運動不足，肥満，過剰飲酒により多量の脂質が肝細胞に蓄積した状態．NASHは除外される．

2．症状
　①過栄養，肥満による脂肪肝では自覚症状はほとんどないが，肝腫大をきたす．
　②アルコール性脂肪肝では，全身倦怠感，食欲不振が出現し，肝腫大をきたす．圧痛を認めることがある．

3．診断
　①臨床症状：肥満，肝腫大．
　②血液生化学検査：AST・ALT・γ-GT高値，コレステロール，トリグリセライド高値のことが多い．
　③画像検査：腹部エコーで肝臓の輝度が高い．腹部CTで脂肪肝の程度や部位診断．
　④肝生検：小葉中心性に5～10％以上の肝細胞に脂肪滴が貯留．

4．治療
　食事と運動療法が中心．原因となった疾患を治療．アルコール性脂肪肝では，断酒と食事療法．

7 肝硬変

　種々の原因による肝細胞の壊死・変性・炎症と，それに伴う線維化と肝細胞の再生が持続性あるいは反復性に起こり，肝臓の基本構造に改築が生じた病態．慢性肝障害の終末像．

1．原因
　①ウイルス性肝炎．
　②アルコール．
　③自己免疫反応．
　④薬物・毒物，ヘモクロマトーシス．
　⑤循環障害．

2．症状
(1) 代償期
①全身倦怠感，食欲不振，腹部膨満感．
②黄疸，クモ状血管腫，手掌紅斑，女性化乳房．
(2) 非代償期（肝不全）
黄疸，腹水，消化管出血，羽ばたき振戦，肝性脳症・昏睡．

3．診断
　肝細胞機能不全により，蛋白・脂質合成障害（アルブミン低値，血液凝固因子低下，コリンエステラーゼ低値），代謝障害（ビリルビン代謝異常による黄疸，アンモニア排泄低下による肝性脳症，薬物の排出障害）などが生じる．また，再生結節や線維化によって肝内での血流に障害が起こり，門脈圧が亢進して，脾腫，食道・胃静脈瘤，腹壁静脈怒張，脾機能亢進による汎血球減少などが起きる．

①血液生化学検査：アルブミン減少，コレステロール・コリンエステラーゼ低下，α-フェトプロテイン増加（肝細胞がん併発で著増），γ-グロブリン増加，膠質反応上昇，プロトロンビン時間延長，ビリルビン上昇，ICG試験陽性，AST・ALT・ALP・γ-GTは軽度上昇が多い，ヒアルロン酸（線維化マーカー）上昇．
　自己免疫性肝疾患である原発性胆汁性肝硬変（PBC）では，抗ミトコンドリア抗体陽性，IgM上昇，胆道閉塞によるコレステロール上昇がみられる．
②血液検査：血小板・白血球・赤血球減少（脾機能亢進の程度による）．
③上部消化管内視鏡：食道・胃静脈瘤．
④腹部CT，腹部エコー，肝シンチグラム：肝表面の凹凸，肝実質不均一化，右葉萎縮，脾腫，腹水．
⑤腹腔鏡・肝生検：肝線維化進展と偽小葉形成．

4．治療
①バランスのとれた食事，禁酒．
②腹水には塩分制限と利尿薬（抗アルドステロン薬を含む）．
③肝性脳症には分枝鎖アミノ酸投与と便通改善．
④適応がありドナーがいれば，肝移植．

8 肝がん

1．原因
　原発性と，他臓器がんが転移した続発性がある．原発性には肝細胞由来の肝細胞がんと，胆管細胞由来の胆管細胞がんがある．病因としてはB型肝炎ウイルスおよびC型肝炎ウイルスの長期持続感染が多く，80〜90%に肝硬変を併存している．他に，アルコール性肝硬変，非アルコール性脂肪肝炎（NASH）など．

2．症状
　肝細胞がん自体の症状よりも，併存する肝硬変の症状が出ることが多い．進行すると上腹部や右季肋部の圧痛，肝腫大，黄疸，腹水など．

3．診断
　①病歴：肝炎や肝硬変の既往．
　②臨床症状：食欲不振，黄疸，体重減少，腹部膨満感など．
　③血液生化学検査：進行がんではLD・ALP・γ-GTなど酵素の上昇，肝細胞がんで腫瘍マーカーα-フェトプロテイン（AFP），PIVKA-II，AFP-L3上昇．
　④画像検査：腹部エコー，造影CT・MRI，肝動脈造影などで腫瘤陰影．
　⑤肝生検：がん細胞の証明．

4．治療
　腫瘍の大きさ，進行度，肝予備能および患者の状態に応じる．
　①外科的切除術．
　②ラジオ波焼灼療法，経皮的エタノール注入療法，経カテーテル肝

PIVKA-II (protein induced by vitamin K absence or antagonists-II)

血液凝固第Ⅱ・Ⅶ・Ⅸ・Ⅹ因子はビタミンK依存性凝固因子である．肝細胞のミクロソームにカルボキシラーゼがあり，ビタミンKはその補酵素として働き，各因子の前駆体のN末端近くにあるグルタミン残基をγ-カルボキシグルタミン残基に変えて，前駆体を活性のある凝固因子に変え，Ca^{2+}やリン脂質との結合を可能にする．ビタミンKが欠乏すると，前駆体蛋白質PIVKAまでにしかなれないので，これら凝固因子活性の欠乏が起こる．特定の因子に限れば，第Ⅱ因子ならPIVKA-IIのように表し，その測定はビタミンK欠乏や肝細胞がんの進展を知るマーカーとなる．

動脈塞栓療法.
③化学療法.

B 胆道疾患

学習の目標
- □ 胆管炎・胆嚢炎
- □ 胆管がん・胆嚢がん
- □ 胆石症

1 胆管炎・胆嚢炎

　胆管炎は，肝内，肝外胆管の限局性ないしびまん性の炎症．急性炎症の化膿性胆管炎と単純性胆管炎が多いが，慢性炎症もある．

　胆嚢炎は，胆嚢に起きる炎症性疾患で，急性と慢性がある．細菌感染のほか，胆汁酸などの化学刺激，膵液逆流，胆汁うっ滞，アレルギーなどによる．

1．原因
　ともに胆汁のうっ滞が原因．細菌の増殖感染が生じたために起こる．胆石，腫瘍などが胆道感染を誘発したり，増悪させる．急性胆嚢炎の約90％に胆石合併．

2．症状
　発熱，悪寒・戦慄，持続性で食後に増悪する右季肋部または上腹部の疼痛，悪心・嘔吐，右肩への放散痛など．

3．診断
①臨床症状：発熱，右季肋部痛など．
②血液検査：白血球増加，赤沈促進，CRP陽性など．
③血液生化学検査：ビリルビン，ALPなど上昇．
④画像検査：腹部エコー，CTで，胆嚢腫大，胆嚢壁肥厚，胆石の合併など．
⑤十二指腸ゾンデ：胆汁を採取し，細菌検査を行って原因菌を同定．

4．治療
①一般療法：食事制限，特に脂肪を制限．
②抗菌薬投与．

③胆石のある場合は，炎症を沈静化させたのち，胆石除去手術（腹腔鏡的胆嚢摘出または開腹手術）．
　④胆嚢が穿孔し，腹膜炎を併発したときには外科手術が絶対適応．

2 胆石症

1．原因
　胆石とは胆汁から作られる固形物で，胆道に胆石が存在する状態を胆石症という．結石の存在部位により，胆嚢結石，総胆管結石，肝内結石に分類される．胆石の成分により，コレステロール胆石，色素胆石（黒色石とビリルビンカルシウム石），その他に分けられる．

　胆嚢胆石ではコレステロール胆石が圧倒的に多い．総胆管胆石は高齢男性に多く，ビリルビンカルシウム胆石が多い．日本人の胆石保有率は約10％．

2．症状
　①胆嚢胆石：大多数は無症状．結石の胆嚢頸部嵌頓による上腹部の疝痛発作や胆嚢炎症状を起こすことがある．総胆管結石に移行すると，下記のとおり症状は強い．
　②総胆管胆石：胆管下部・乳頭部に嵌頓すると比較的短時間で感染が起こる（急性閉塞性胆管炎）．腹痛，発熱，黄疸など．速やかな処置が必要となる．
　③肝内胆石：無症状が多いが，右季肋部痛や発熱をみることがある．

3．診断
　①臨床症状：上記の腹痛，発熱，黄疸など．
　②血液生化学検査：ALP，γ-GTなどの胆道系酵素，ビリルビン高値．AST・ALTが高値のこともある．
　③画像検査：腹部エコー，CT・MRI，直接胆道造影，磁気共鳴胆管膵管造影（MRCP）などで胆石の存在を証明．

4．治療
　①無症状胆石：経過観察．
　②内科的治療：脂質異常症改善，経口胆汁酸溶解療法，体外衝撃波破砕療法など．
　③外科的治療：腹腔鏡的手術，開腹外科手術により，胆嚢を切除して胆石を除く．
　④急性期治療：総胆管胆石で胆管炎を起こしている時には，抗菌薬

投与，胆管内ドレナージで沈静化．

胆管がん・胆嚢がん

胆管がん

1．原因
胆管原発がん．膵胆管合流部異常のある場合に発生頻度が高い．

2．症状
①黄疸．
②体重減少．
③腹痛，悪心・嘔吐．

3．診断
①臨床症状：特に黄疸．
②血液生化学検査：ALP・γ-GTなどの胆道系酵素，直接ビリルビンが高度に上昇．閉塞が高度だとAST・ALTも上昇．
③画像検査：腹部エコー，超音波内視鏡，MRI，MRCP，造影CT，内視鏡的逆行性胆管膵管造影（ERCP），経皮経肝胆道ドレナージ（PTBD）による造影，などで腫瘤を確認．
④病理診断：ERCP施行時やPTBD経路からの生検，ブラシ擦過細胞診や胆汁細胞診でがん細胞を確認．

4．治療
胆道ドレナージ，外科的手術．手術不能例には化学療法．

胆嚢がん

1．原因
胆嚢または胆嚢管に原発するがん．50〜70％に胆石を合併しており，胆石による機械的刺激や胆汁組成の変化による胆嚢の炎症性変化などが発がんに関連．また，膵・胆管合流異常のある症例もあり，胆汁うっ滞と膵液逆流による炎症性変化が関連．

2．症状
①初期には，合併する胆石や急性胆嚢炎の症状がみられることがある．
②進行すると，閉塞性黄疸，体重減少など．

3．診断
①血液生化学検査：血清ビリルビン高値，ALP・γ-GTなど胆道系

酵素上昇．
②腫瘍マーカー：CEA，CA19-9が高値になることがある．
③画像検査：腹部エコー，超音波内視鏡，造影CT・MRI，ERCPなどで胆嚢壁肥厚，腫瘤を確認．

4．治療

外科的切除．手術不能例には化学療法．

C 膵疾患

学習の目標
- □ 膵炎
- □ 膵がん
- □ インスリノーマ
- □ Whippleの三主徴
- □ ガストリノーマ
- □ Zollinger-Ellison症候群

1 膵炎

急性膵炎

1．原因

アルコール摂取や胆石などの原因により膵酵素が活性化され，膵臓が自己消化されて起きる無菌的急性炎症性疾患．アルコール過飲が約40％，胆石が約20％．膵臓は浮腫，出血，壊死を起こす．さらに，膵壊死組織から蛋白分解酵素や炎症性サイトカインが隣接臓器や遠隔臓器にまで作用し，臓器障害，敗血症，播種性血管内凝固（DIC）など多臓器不全を引き起こすこともある．

2．症状

①上腹部痛，悪心・嘔吐．
②発熱．
③鼓腸（こちょう）．
④筋性防御などの腹膜刺激症状．

3．診断

①臨床症状：上記症状のほか重症例ではショックなどもありうる．
②血液検査：白血球増加．CRP上昇．

③血液生化学検査:血清・尿アミラーゼ高値,リパーゼ高値.
④画像検査:腹部単純X線,腹部エコー,CTなどにて麻痺性イレウスの所見,膵腫大など.

4．治療
①膵外分泌抑制:絶食.輸液による栄養管理.
②鎮痛:鎮痛薬による腹痛軽減.
③抗酵素療法:蛋白分解酵素阻害薬により,膵内および血中に流出した膵酵素活性を阻害して炎症反応抑制.
④全身管理:重症例では血液透析,人工呼吸管理,ショック治療など.
⑤手術療法:重症化症例では手術を考慮.

慢性膵炎

1．原因
　膵臓の不規則な線維化,細胞浸潤,実質が脱落し,進行すると膵外分泌・内分泌機能の低下を伴い,消化吸収障害,糖尿病が出現.約7割に膵石合併.大量飲酒によるものが過半数だが,特発性,遺伝性など非アルコール性もある.

2．症状
①上腹部痛,背部痛が主症状.圧痛もある.急性増悪期に激しい腹痛をきたす.
②膵外分泌腺機能低下による消化吸収障害で,脂肪性下痢,るいそう.
③膵内分泌腺機能低下により,糖尿病発症.

3．診断
①臨床症状:腹痛などの消化器症状.
②血液生化学検査:急性増悪期には,アミラーゼ,リパーゼ,エラスターゼ1など膵酵素上昇.血糖高値.
③膵外分泌機能検査:キモトリプシン活性低値を確認.
④膵内分泌機能検査:ブドウ糖負荷試験で耐糖能異常.
⑤画像検査:腹部エコー,CT,MRI,MRCP,ERCPなどで膵石,主膵管・分枝膵管の不整拡張,膵萎縮・分葉化などを確認.

4．治療
①原因や進行因子の除去:永続的に酒を断つ断酒.禁煙.過労やストレス,脂肪の過剰摂取を控えるよう生活指導.
②対症療法:
・急性増悪期は急性膵炎に準じた治療.

膵がん

1．原因
膵臓の原発性ないし転移性腫瘍．喫煙，食習慣，飲酒などとの関連が示唆されている．年々増加傾向にある．膵頭部原発が多い．予後は悪い．

2．症状
①膵島がん：黄疸．
②膵体尾部がん：上腹部や腰背部の疼痛，体重減少，腫瘤触知．

3．診断
①臨床症状：黄疸，腹痛，体重減少など．
②血液生化学検査：ビリルビン，ALP，γ-GTなど高値．膵管狭窄による膵炎を反映し，血中膵酵素上昇．
③腫瘍マーカー：CA19-9，Span-1，Dupan-2，CEAなど陽性．
④画像検査：腹部エコー，造影CT，ERCP，経皮経肝胆管造影（PTC）などで腫瘍を描出．
⑤細胞診，生検：がん細胞を確認．

4．治療
外科手術．手術不能例では，放射線療法や化学療法．

インスリノーマ

1．原因
膵臓β細胞が腫瘍化する神経内分泌腫瘍（NET）の一つ．インスリンを自律性に過剰分泌するため低血糖症を起こす．肝臓からの糖放出が減少し，末梢組織での糖利用が高まる結果，血糖値が低下．10％弱で多発性内分泌腫瘍症（MEN）1型の部分症．

2．症状
低血糖に基づき，自律神経（交感神経）症状，中枢神経症状が出現する．

①自律神経症状：早朝空腹時にみられることが多い．発汗，蒼白，動悸など．
②中枢神経症状：頭痛，めまい，異常行動，意識消失，痙攣発作，性格や人格の変化，記銘力低下などが現れ，てんかんや認知症と誤診されることもある．
③Whippleの三主徴：低血糖発作，空腹時の50mg/dL以下の低血糖，ブドウ糖投与による症状の急速な改善．

3．診断
①臨床症状：低血糖に基づく交感神経症状，中枢神経症状．
②入院監視下での72時間絶食試験：低血糖が起きる．
③画像検査：腹部エコー，造影CT，選択的動脈造影などで腫瘍を描出．

4．治療
①外科手術：外科的腫瘍摘出手術．
②抗腫瘍薬投与：悪性腫瘍で，転移した場合や切除ができない患者に投与．
③内分泌療法：ジアゾキシド，ソマトスタチン誘導体などによる内分泌療法が行われることもある．

ガストリノーマ

1．原因
ガストリンを過剰に産生する腫瘍．胃酸の分泌を亢進させ，難治性の消化性潰瘍を発症（Zollinger-Ellison症候群）．約80％が膵臓ランゲルハンス島非β細胞に発生．MEN1の部分症として発症することがある．

2．症状
①消化性潰瘍による症状：上腹部痛，吐血，下血，嘔吐など．
②腸液が過度の胃酸によって酸性化され，消化酵素活性が低下したり腸粘膜が刺激されて下痢となる．

3．診断
①臨床症状：消化性潰瘍の症状と下痢．
②上部消化管造影・内視鏡：繰り返す消化性潰瘍や逆流性食道炎の所見．
③胃液検査：過酸．
④血中ガストリン測定：空腹時の血中ガストリン値は1,000pg/

mL以上のことが多い．
⑤画像検査：腫瘍は小さく，通常の画像検査では発見が困難なことが多い．造影CTや血管造影で診断．

4．治療

①潰瘍の治療：H2遮断薬やプロトンポンプ阻害薬で消化性潰瘍を治療．
②手術：腫瘍を摘出．

> **磁気共鳴胆管膵管造影（magnetic resonance cholangio-pancreatograpy；MRCP）**
> MRI検査で液体成分が高信号を示すT2強調画像を利用したもので，胆嚢，胆管，膵管の全体像を非侵襲的に評価できる．ERCPと比べて，閉塞部より上流の胆管や膵管の情報を得ることができる．検査時には，MRI用の経口消化管造影剤を服用して，胆嚢，胆管，膵管を描出しやすくする．

セルフ・チェック

A 次の文章で正しいものに○，誤っているものに×をつけよ．

	○	×
1. 急性肝炎を起こすのはA型およびB型肝炎ウイルスのみである．	□	□
2. A型肝炎の潜伏期は2〜6週間，B型は2〜6カ月である．	□	□
3. 急性肝炎の前駆期の症状として全身倦怠感，食欲不振，発熱，嘔気，嘔吐，腹痛などがみられる．	□	□
4. 急性肝炎の黄疸期には皮膚掻痒感を伴う．	□	□
5. 急性肝炎では間接ビリルビンの増加が著しい．	□	□
6. 肝硬変の原因の一つにアルコールの過飲がある．	□	□
7. 肝硬変ではクモ状血管腫や手掌紅斑の症状がみられる．	□	□
8. 肝硬変ではプロトロンビン時間の短縮がみられる．	□	□
9. 肝硬変では血中コレステロールが増加する．	□	□
10. 非アルコール性脂肪肝炎（NASH）から肝がんは発症しない．	□	□
11. 肝がんの腫瘍マーカーとしてCA19-9が有用である．	□	□
12. 急性胆嚢炎には胆石症を合併することが多い．	□	□
13. 胆石症の診断に超音波検査が有用である．	□	□
14. 胆石症は急性膵炎の原因になる．	□	□
15. 急性膵炎の原因にアルコール過飲がある．	□	□
16. 急性膵炎では血清アミラーゼは上昇し，尿アミラーゼは低下する．	□	□
17. 急性膵炎で血糖は上昇する．	□	□
18. 慢性膵炎で糖尿病症状がみられる．	□	□
19. 慢性膵炎ではキモトリプシン活性低値である．	□	□
20. インスリノーマではWhippleの三主徴がみられる．	□	□
21. ガストリノーマは難治性消化性潰瘍を発症させる．	□	□

A 1-×（ほかにC，D，E型，薬剤性などがある），2-○，3-○，4-○，5-×（直接ビリルビン），6-○，7-○，8-×（延長），9-×（減少），10-×（NASHからの肝がんがある），11-×（α-フェトプロテイン），12-○，13-○，14-○，15-○，16-×（尿アミラーゼも上昇），17-○，18-○，19-○，20-○，21-○

B

1. 肝硬変の検査所見で正しいのはどれか．**2つ選べ**．
   - ① 血小板減少
   - ② γ-グロブリン低下
   - ③ コリンエステラーゼ上昇
   - ④ プロトロンビン時間延長
   - ⑤ アルブミン上昇

2. 次のうち超音波検査が**有用とはいえない**のはどれか．
   - ① 急性肝炎
   - ② 肝硬変
   - ③ 胆石症
   - ④ 急性膵炎
   - ⑤ 慢性膵炎

3. Whippleの三主徴がみられるのはどれか．
   - ① 急性肝炎
   - ② 肝硬変
   - ③ 胆石症
   - ④ インスリノーマ
   - ⑤ 急性胆嚢炎

4. 血中アルブミンとコレステロールがともに低下するのはどれか．**2つ選べ**．
   - ① ネフローゼ症候群
   - ② 原発性胆汁性肝硬変
   - ③ 萎縮性肝硬変
   - ④ 劇症肝炎
   - ⑤ 多発性硬化症

B 1-①と④（肝硬変では，②腸管由来の抗原に対する抗体産生促進でγ-グロブリン上昇．③，⑤合成障害でコリンエステラーゼ・アルブミン低下），2-①（急性肝炎では一般に肝腫大のみで，超音波検査は診断には有用でない），3-④（Whippleの三主徴は低血糖関連症状），4-③と④（①，②コレステロール上昇）

5. 誤っている組合せはどれか．
- ① 血清肝炎 ──────── B型肝炎ウイルス
- ② 肝硬変 ──────── 血中ヒアルロン酸上昇
- ③ 急性胆嚢炎 ─────── 胆　石
- ④ インスリノーマ ───── 高血糖
- ⑤ 急性膵炎 ──────── 血清アミラーゼ上昇

6. 誤っているのはどれか．
- ① 急性肝炎では血清AST（GOT）が上昇する．
- ② 慢性肝炎では血清膠質反応が陽性化する．
- ③ 肝がんでは血清アルカリホスファターゼが上昇する．
- ④ 肝硬変では血清γ-グロブリンが増加する．
- ⑤ 溶血性黄疸では主として血清直接ビリルビンが上昇する．

7. 47歳の男性．血清総ビリルビンが高値を示し，尿中ビリルビンは陰性であった．考えられるのはどれか．
- ① 肝嚢胞
- ② 胆石症
- ③ 急性肝炎
- ④ 膵頭部がん
- ⑤ 溶血性貧血

8. 正しいのはどれか．2つ選べ．
- ① A型肝炎は慢性化しやすい．
- ② A型肝炎は輸血によって感染する．
- ③ B型肝炎はSTD（性行為感染症）の一つである．
- ④ C型肝炎は肝硬変になりやすい．
- ⑤ C型肝炎の予防にはワクチン接種が行われる．

9. 脂肪便が認められるのはどれか．
- ① 肝硬変
- ② 大腸がん
- ③ 食道潰瘍
- ④ 慢性膵炎
- ⑤ 胃粘膜下腫瘍

5-④(低血糖)，6-⑤(溶血性黄疸では間接ビリルビン高値)，7-⑤(間接ビリルビンは腎臓で濾過されず尿中に排泄されないため，尿中ビリルビンは陰性)，8-③と④(①，②A型肝炎は経口感染で，慢性化はない)，9-④(膵外分泌機能低下による脂肪消化不良)

6 感染症

A 細菌感染症

学習の目標

- 腸チフス
- パラチフス
- バラ疹
- 細菌性赤痢
- 腸管出血性大腸菌感染症
- Vero毒素
- 溶血性尿毒症症候群（HUS）
- ヘリコバクター・ピロリ感染症
- コレラ
- 結核症
- レジオネラ症
- 在郷軍人病
- 淋疾
- ブドウ球菌感染症
- MRSA
- レンサ球菌感染症
- 猩紅熱
- イチゴ舌
- リウマチ熱
- 嫌気性菌感染症
- 敗血症（血流感染症）
- プロカルシトニン
- 播種性血管内凝固症候群（DIC）
- 全身性炎症反応症候群（SIRS）
- 細菌性食中毒（毒素型・感染型）

1 腸チフス，パラチフス

1．原因
腸チフスは *Salmonella* Typhi，パラチフスは *Salmonella* Paratyphi A の経口感染．輸入感染例が多い．小腸から侵入し，菌血症，敗血症を起こすことが多い．

2．症状
①潜伏期：5〜21日．
②発熱，悪寒，食欲不振，頭痛，腰痛，関節痛，全身倦怠感．
③徐脈，胸・上腹部淡紅色小丘疹（バラ疹），肝・脾腫，下痢または便秘．

④重症では無欲状顔貌，意識障害，腸出血，腸穿孔．
3．診断
①チフス菌の分離，同定（血液，糞便，胆汁）．
②白血球正常か増加，核左方移動，好酸球消失．
4．治療
①抗菌薬（ニューキノロン系やアジスロマイシン）．
②安静，輸液．

細菌性赤痢

1．原因
赤痢菌（*Shigella* 属細菌）の経口感染によるS状結腸下部の急性炎症．
2．症状
①潜伏期：1〜4日
②発熱，悪寒，倦怠感．
③腹痛，下痢（膿粘血便）．
3．診断
便培養検査で赤痢菌検出．
4．治療
①抗菌薬（ニューキノロン系，アジスロマイシンなど）．
②安静，輸液．

腸管出血性大腸菌感染症

1．原因
　大腸菌はヒトの小腸下部から大腸に常在し，内因性・外因性感染としてあらゆる臓器の感染症を起こす．尿路感染症が最も多い．腸管感染症を起こすのは病原性大腸菌で，一部のウシが腸管に保有するなど，食中毒の原因となる．血清型O157などの腸管出血性大腸菌はベロ（Vero）毒素を産生，消化管上皮を傷害する．
2．症状
①水様性下痢，腹痛，鮮血様血便．
②溶血性尿毒症症候群（HUS）を併発することがある．HUSや脳症を発症すると予後不良となる．

3．診断
①CRP上昇．
②白血球増多．
③便の細菌培養で分離・同定．酵素抗体法による毒素確認．PCR法による毒素産生遺伝子確認．

4．治療
①輸液．抗菌薬使用は，菌破壊により毒素が遊離し重症化させる可能性があるが，ニューキノロン系やホスホマイシンが有効ともされる．
②HUSに対しては，血漿交換，血液透析など．

4 ヘリコバクター・ピロリ感染症

1．原因
ヘリコバクター・ピロリ菌（*Helicobacter pylori*）は1983年に胃粘膜から分離された．ウレアーゼを多量に産生し，尿素を分解してアンモニアを産生し，胃酸の低いpH環境でも生存が可能．ヒトの胃粘膜，特に前庭部のみに生息．菌が直接，あるいはアンモニアなどの産物によって間接的に胃粘膜を傷害し，炎症を引き起こした結果，萎縮性胃炎が発生する．さらに腸上皮化生などを経て胃がんに進展する．経口感染．消化性潰瘍，胃がん，胃MALTリンパ腫，特発性血小板減少性紫斑病（ITP）の発症と関連．

2．症状
①無症候性保菌者が多く，保菌者には組織学的に胃炎がある．
②保菌者の消化性潰瘍は難治性．

3．診断
①胃生検材料からの菌分離．
②内視鏡生検材料による迅速ウレアーゼテスト（尿素分解によるアンモニア検出），呼気テスト（尿素分解によるCO_2検出）．
③血中，尿中抗体価の上昇．便中抗原検出．

4．治療
除菌療法（4章のA-2「慢性胃炎」の項を参照）．

5 コレラ

1．原因
コレラ毒素を産生する血清型O1またはO139のコレラ菌（*Vibrio cholerae*）の経口感染．海外渡航時感染が大部分．

2．症状
①潜伏期：1〜3日．
②激しい下痢（水様性，米のとぎ汁様，1日20〜30回），嘔吐．
③脱水症状（眼窩のくぼみ・頬骨突出でコレラ様顔貌，皮膚の乾燥，腓腸筋痙攣，虚脱状態）．

3．診断
①排泄物（下痢便，吐物）のTCBS培地などを用いた培養によるコレラ菌の検出．
②電解質，血液ガス測定：電解質アンバランスの有無，代謝性アシドーシスの有無の判定．
③白血球数は増加するが，CRPは上昇しない．

4．治療
①経口ないし点滴による脱水や電解質異常の補正．
②抗菌薬（ニューキノロン系やテトラサイクリン系）．

6 結核症 （3章のA-2「肺結核」，4章のA-6「腸結核」の項を参照）

7 レジオネラ症

1．原因
Legionella pneumophila を含んだエアロゾル吸入による経気道感染．レジオネラ属の細菌は高温環境でも生息できるため温泉でも増殖可能．菌が混入したエアロゾルを吸入して肺炎を起こすことが多い．

2．症状
①肺炎型：高熱，肺炎，胃腸障害．
②非肺炎型：発熱，頭痛，筋肉痛．
③重症型の在郷軍人病と軽症のポンティアック熱とがある．

3．診断
①尿中抗原の検出．喀痰などの分離培養ではB-CYEα培地やWYO

培地など専用培地が必要．菌同定に Giménes（ヒメネス）染色が用いられる．PCR法による遺伝子診断．
②血清抗体価測定．

4．治療
①抗菌薬（マクロライド系やニューキノロン系）．

8 淋疾

1．原因
性行為に伴う淋菌感染．

2．症状
①男性の場合，尿道炎を起こし，性行為感染後2〜7日の潜伏期を経て強い排尿痛があり，尿道から混濁ないし黄色を帯びた白色の膿が分泌される．
②女性の場合は子宮頸管炎を起こすことが多いが，さらに子宮内膜炎や子宮付属器炎などを起こす場合もある．
③本菌は口腔性交との関係で咽頭から検出される例も多く，咽頭炎の原因にもなる．

3．診断
①尿道分泌物の Gram 染色で，好中球に貪食されたグラム陰性双球菌を確認．
②クラミジアの混合感染の可能性もあるため，両方の遺伝子を同時に検出する方法も用いられる．

4．治療
セフトリアキソン点滴静注単回投与．

9 ブドウ球菌感染症

1．原因
黄色ブドウ球菌はグラム陽性の球菌で，鏡検で菌が不規則に配列して「ブドウの房状」にみえる．コアグラーゼ陽性で病原性が強い黄色ブドウ球菌と，コアグラーゼ陰性で病原性が弱いブドウ球菌（CNS）に分類される．後者には表皮ブドウ球菌などが含まれ，通常は感染症の原因となることは少ないが，留置カテーテルなどの人工異物に付着しやすく，菌血症や尿路感染症の原因となることがある．黄色ブドウ

球菌は健常人の皮膚・鼻腔・咽頭などに常在し,皮膚損傷などから組織内や血液中に侵入する(化膿性感染症).また,常在部位でも異常増殖して毒素を産生することがある(毒素性感染症).本菌が産生する皮膚剥脱毒素(エクスフォリアチン)により表皮顆粒層が損傷し,ブドウ球菌性熱傷様皮膚症候群(SSSS)を発症する.TSST-1は毒素性ショック症候群(TSS)の原因となる.外毒素のエンテロトキシンで汚染された食品を摂取することにより食中毒を起こす.エンテロトキシンは神経毒の作用がある.ペニシリン系抗菌薬メチシリン耐性をもつ黄色ブドウ球菌はMRSA(メチシリン耐性黄色ブドウ球菌)とよばれ,院内感染の原因菌となり,特に免疫能の低下した患者で注意が必要となる.

2.症状

発熱などの全身症状のほか,感染部位に応じた局所症状を認める.ただし食中毒の場合には発熱は認めない.

①化膿性:皮膚・軟部組織感染症,心内膜炎,髄膜炎,肺炎,膿胸,骨髄炎,関節炎,敗血症など.
②毒素性:SSSS,TSS,食中毒など.

3.診断

病巣から得られた検体から分離培養,同定,エンテロトキシン検出など.

4.治療

MSSA(メチシリン感受性黄色ブドウ球菌)が原因となっている場合は,ペニシリン系,第一世代セファロスポリン系抗菌薬など.

MRSAによる感染例ではバンコマイシンなどの抗MRSA薬.

10 レンサ球菌感染症

1.原因

溶血性レンサ球菌(溶連菌)(A群βが主)の飛沫感染.咽頭・扁桃炎,猩紅熱,丹毒,膿痂疹,心内膜炎,リウマチ熱,急性糸球体腎炎の原因となる.劇症型A群レンサ球菌感染症(streptococcal toxic shock-like syndrome;TSLS)は,下肢など感染局所の発赤や壊死性変化に加えてショック状態となり,予後が悪い.

2．症状
(1) 猩紅熱
発赤毒（Dick毒素）産生菌による．
① 潜伏期：3〜5日．
② 発熱，頭痛，咽頭痛，赤い舌（イチゴ舌）．
③ 発疹〔全身に広がる，口の周囲だけ赤くならない（口囲蒼白）〕，第2週に入ると落屑を作って消失．

(2) リウマチ熱
① 5〜15歳に好発．
② 心炎，多発性関節炎，小舞踏病，輪状紅斑，皮下小結節．

(3) 急性糸球体腎炎（9章のA-1「急性糸球体腎炎」を参照）

3．診断
① 菌の検出：咽頭液の血液寒天培地で培養．咽頭拭い液を用いたA群β溶血性レンサ球菌抗原キットもある．
② 白血球増多，CRP上昇．
③ ASO抗体，ASK抗体上昇．

4．治療
ペニシリン系抗菌薬．

11 嫌気性菌感染症

1．原因
嫌気性菌は酸素があってもなくても発育できる通性嫌気性菌と，酸素があると発育できない偏性嫌気性菌に分けられ，一般的に嫌気性菌とよぶのは後者の場合が多い．粘膜にも常在する嫌気性菌は，大気中では死滅し，通常は健常な皮膚や粘膜から組織内に侵入することはないが，外傷あるいは手術などによる粘膜損傷，動物による咬傷などが契機となり，組織内に侵入．嫌気性菌は侵入部位で好気性菌と混合感染を起こし，組織の血行障害による低酸素状態の病巣で増殖を開始し，壊死拡大や膿瘍形成を起こす．

2．症状
① 化膿性感染症：膿瘍形成や壊死拡大，ガス産生を伴うガス壊疽など．
② 毒素性感染症：外傷後3〜21日で開口困難，痙攣症状を示す破傷風，食中毒の一種であるが神経麻痺症状を呈するボツリヌス症，抗菌薬投与中の患者に起こるクロストリジウム（*Clostridium*

difficile）腸炎など．

3．診断
①嫌気培養での菌の同定．
②血清からボツリヌス毒素の検出．
③下痢便中からクロストリジウム毒素の検出．

4．治療
①病巣の切開排膿，壊死組織除去（デブリドマン）．
②抗菌薬．
③抗毒素（破傷風，ボツリヌス）．

12 敗血症（血流感染症）

体内の感染巣から病原微生物が流血中に侵入して菌血症（循環血流中から菌が検出できる状態）を起こし，全身性炎症反応症候群（SIRS）を呈した場合．

1．原因
あらゆる病原微生物が原因となりうるが，ブドウ球菌，腸球菌，大腸菌，緑膿菌，クレブシエラなどによるものが多い．

2．症状
①悪寒・戦慄，高熱，関節・筋肉痛，発汗，頻脈，頻呼吸．
②発疹，紅斑，出血斑，黄疸．
③低血圧，ショック症状．
④塞栓症状（septic emboli）．
⑤髄膜炎症状．
⑥播種性血管内凝固（DIC）による血栓，出血，臓器症状．

3．診断
①血液培養．
②CRP上昇．
③白血球増多．核の左方移動（桿状核球増加）．
④プロカルシトニンやプレセプシンは，敗血症のような重症の細菌感染症で上昇する．

4．治療
①抗菌薬．
②輸液，血圧維持．
③DICに対する抗凝固療法．

13 細菌性食中毒

1．原因
　消化管の感染症は，消化管内で病原体が増殖し胃腸炎の症状をきたす疾患．経口的に食品を介して病原体が入る場合が多いため，食中毒として起こる場合も多い．各病原体によって原因となりやすい食品や病状は異なる．たとえば，腸炎ビブリオは魚介類から潜伏期10〜18時間，サルモネラは鶏卵や鶏肉から潜伏期6〜48時間で発症．食中毒の病型は，①毒素型（食品中で細菌が産生した毒素を経口摂取して発症），②感染型（細菌が腸管内で増殖し毒素を産生する生体内毒素型と腸管侵入型がある）に大別される．

　なお，食中毒以外に，ウイルス感染症では，感染者から直接あるいは間接的に病原体が伝播して胃腸炎を発症することもある．しばしば流行があるノロウイルス感染は，統計上，カキなどの二枚貝摂食による食中毒としてよりも，ヒトからヒト感染の方が多い．

2．症状
①主症状は腹痛，嘔吐，下痢．感染型の食中毒では発熱を伴いやすい．
②腸管出血性大腸菌やカンピロバクターによる感染例では血便を伴うことがある．
③ボツリヌス食中毒の場合は消化器症状は認めないが，複視，発語障害などの神経麻痺症状がみられる．
④リステリア感染の場合は髄膜炎を発症しやすい．
⑤O157などの腸管出血性大腸菌感染例では溶血性尿毒症症候群（HUS）や脳症を合併する頻度が高い．

3．診断
①臨床症状をもとに胃腸炎として診断が行われ，食べたものや潜伏期間，海外渡航歴などをもとに病原体を推定する．
②細菌性の胃腸炎が考えられた場合，便培養による原因菌分離・同定．
③ノロウイルスによる感染が疑われた場合は抗原検出により迅速診断可能．
④*Clostridium difficile*による腸炎は，主に抗菌薬長期投与後の患者が菌交代を起こして腸炎の症状を発症する．典型例では偽膜性腸炎を起こし，内視鏡検査による診断が可能であるが，便中の毒素（CDトキシンAおよびB）の検出や培養による菌の分離によって診断が可能．

4. 治療

① 細菌性消化管感染症の場合は，主に経口的に抗菌薬を投与する．腸管出血性大腸菌感染例などでは抗菌薬投与によって毒素が遊離する可能性があるため，投与を控える場合がある．

② 必要に応じて輸液．止痢薬は腸管内に菌や毒素を留めるため使用すべきではない．

③ ボツリヌス中毒の患者にはボツリヌス抗毒素血清を投与．

④ *C. difficile*腸炎の患者にはバンコマイシンの経口投与やメトロニダゾールの投与．

⑤ ノロウイルスに直接有効な治療薬はないため，必要に応じて輸液などの対症療法．

B ウイルス感染症

学習の目標

- 麻疹
- コプリック斑
- 風疹
- 先天性風疹症候群
- 手足口病
- 流行性耳下腺炎（ムンプス）
- 流行性角結膜炎
- EBウイルス感染症
- 伝染性単核（球）症
- インフルエンザ
- 後天性免疫不全症候群（AIDS）
- ウイルス肝炎
- 単純ヘルペスウイルス感染症
- 水痘・帯状疱疹ウイルス（VZV）感染症
- サイトメガロウイルス感染症
- 伝染性紅斑

1 麻疹

1. 原因

RNAウイルスの麻疹ウイルス（measles virus）による感染症．5歳以下の小児が大半を占めていたが，最近では成人の感染例も少なくない．麻疹ウイルスが空気感染，飛沫感染で気道粘膜に侵入して増殖する．所属リンパ節での増殖を経てウイルス血症を起こし，各臓器で増

殖し発症．麻疹罹患後，麻疹ウイルスが中枢神経系に潜伏感染を起こし，6〜8年を経て遅発性脳炎を発症する亜急性硬化性全脳炎（SSPE）がみられることがある．

2．症状
① 潜伏期：約10日間．
② カタル期：発熱，鼻汁，眼結膜充血，咳，下痢，発症後2〜3日目にコプリック斑（口腔頬粘膜に周りが紅暈に囲まれた粟粒大白色水疱）．
③ 発疹期：赤い小さい発疹．
④ 回復期：発疹が退色し，落屑．

3．診断
① 白血球（リンパ球）減少．
② ウイルス血清学的検査．
③ 咽頭拭い液からウイルスの分離・同定．血液・髄液・組織からRT-PCR法によるRNA検出．

4．治療
① 対症療法．
② 1歳時，小学校入学前1年間の計2回の麻疹風疹混合（MR）ワクチンによる予防．

2 風疹

1．原因
RNAウイルスの風疹ウイルス（rubella virus）の飛沫感染による感染症．弱毒生ワクチンによる予防が有効．2012〜2013年に，ワクチンの接種率が低かった成人男性を中心に，広く流行が認められたことがある．まれに血小板減少性紫斑病，脳炎などの合併がある．

2．症状
① 潜伏期：2〜3週．
② 顔面から体幹部に融合傾向のない発疹：2〜3日で消退する淡紅色紅斑（三日ばしか）．
③ 耳介後部などのリンパ節腫脹．
④ 軽度の発熱．

3．診断
流行時期以外では，臨床症状のみでの診断は困難．
① 白血球減少，異型リンパ球の出現．

②ウイルス血清学的検査.
③咽頭拭い液からウイルス分離・同定．咽頭拭い液からRT-PCR法による風疹ウイルスRNA同定.

4．治療
①対症療法.
②妊婦の隔離：妊娠3カ月までの婦人が感染すると，新生児が先天性風疹症候群（心奇形，白内障，感音性難聴）を発症することがある.
③1歳時，小学校入学前1年間の計2回の麻疹風疹混合（MR）ワクチンによる予防.

3 手足口病

1．原因
エンテロウイルス71型，コクサッキーウイルスA群16型の飛沫感染.

2．症状
①発熱.
②口腔粘膜，手，足などに小水疱性発疹，1週間ぐらいで消退.

3．診断
①ウイルス血清学的検査.
②咽頭拭い液からウイルスの分離・同定．咽頭拭い液からRT-PCR法によるエンテロウイルスRNA同定.

4．治療
対症療法.

4 流行性耳下腺炎（ムンプス）

1．原因
RNAウイルスであるムンプスウイルスの飛沫感染．小児に多くみられ，俗に「おたふくかぜ」という.

2．症状
①潜伏期：2～3週.
②発熱，耳下腺腫脹．片側あるいは両側に起こり，圧痛・嚥下痛も出現.
③膵炎症状：上腹部痛，下痢，嘔吐.

④無菌性髄膜炎，精巣炎，感音性難聴がみられることがある．

3．診断
①血清・尿唾液由来アミラーゼ上昇．
②ウイルス血清学的検査．
③咽頭拭い液・髄液からウイルス分離・同定．血液や髄液からRT-PCR法によるRNA検出．

4．治療
①対症療法．
②任意接種のワクチンによる予防．

5 流行性角結膜炎 (epidemic keratoconjunctivitis ; EKC)

1．原因
アデノウイルス8型，19型などによる角膜と結膜の感染症．接触感染で広がり，伝播力が強く，一般的に「はやり目」とよばれる．咽頭結膜熱は3型，急性出血性膀胱炎は11型など疾患によって原因アデノウイルスの血清型が異なる．

2．症状
①1～2週間の潜伏期を経て，結膜充血，流涙，眼脂など急性濾胞性結膜炎で発症．
②眼瞼浮腫．

3．診断
①流行状況と結膜と角膜の診察所見から，臨床的に診断可能．
②結膜拭い液からウイルス分離・同定．角結膜拭い液によるアデノウイルスの抗原検出迅速診断キット（ELISA法）あり．

4．治療
混合感染予防と消炎のための抗菌薬，副腎皮質ステロイド点眼薬．

EBウイルス感染症

伝染性単核球症(infectious mononucleosis；IM)

1．原因
　国内では小児期に90％以上の人がEpstein-Barrウイルス(EBV)に感染し，その大部分が不顕性感染となる．EBV初感染が学童期以降に起こると，本症を発病する確率が高くなる．おもに唾液を介して感染するため，kissing diseaseともよばれる．経口的に侵入したウイルスは，咽頭上皮細胞で増殖し，続いてBリンパ球に感染して全身に波及．感染したBリンパ球が増殖すると，細胞傷害性Tリンパ球，NK細胞が活性化して末梢血液中に異型リンパ球が出現．予後は一般に良好であるが，まれに脾破裂，髄膜脳炎，ウイルス関連血球貪食症候群(VAHS)などを合併．

　EBVはまれにTリンパ球やNK細胞に感染することもあり，これが慢性活動性EBウイルス感染症(CAEBV)の原因となる．CAEBVは蚊刺過敏症のほか持続する伝染性単核球症様症状を呈し，VAHS，リンパ腫発症で予後不良で，根治治療は造血幹細胞移植．

2．症状
　1〜2カ月の潜伏期．
　①発熱．38℃以上が1〜2週持続．
　②咽頭，扁桃炎．
　③リンパ節腫脹：全身，特に耳後部，頸部．
　④肝・脾腫大．

3．診断
　①異型リンパ球(10〜20％は単球様大型)，白血球増加．
　②肝機能異常．
　③EBV関連抗原に対する抗体価上昇．抗VCA-IgM抗体など．
　④血液からPCR法によるDNA検出．

4．治療
　対症療法．1〜3カ月で治癒．アンピシリンは重症のアレルギーを招く危険があり，使用は禁忌．

7 インフルエンザ

1．原因
インフルエンザウイルスによる感染症．症状は上気道炎に似るが，臨床的には別の疾患．

2．症状
①くしゃみ，鼻閉，鼻汁や咽頭痛など．
②悪寒を伴う発熱．39〜40℃に達することも多い．
③筋肉痛や関節痛．

3．診断
鼻腔拭い液などを検体とした抗原検出法．発症早期12時間から3日は感度が高い．

4．治療
①アセトアミノフェン経口投与を中心とした対症療法．
②発症48時間以内であれば抗インフルエンザ薬が有効．

8 後天性免疫不全症候群（AIDS）

ヒト免疫不全ウイルス（HIV）の感染に伴って細胞性免疫不全に陥り，各種の日和見感染症を合併した状態．

1．原因
HIVの感染．わが国では血液製剤による感染はほぼなくなったので，性行為，特に男性同性間性交渉による感染が大部分．

2．症状
①感染後数週間で，発熱，リンパ節腫脹，咽頭炎などの急性感染の症状を認めることが多い．それ以降は無症候性のままキャリアとして数年以上経過．HIVは主にCD4陽性Tリンパ球に感染して破壊するため，徐々に宿主の細胞性免疫能が低下．それに伴い，指標疾患のいずれか（カンジダ症やニューモシスチス肺炎をはじめとする日和見感染症やカポジ肉腫などの悪性腫瘍）を発症すると，AIDSと診断される．
②全身症状：発熱，リンパ節腫脹，肝・脾腫，慢性下痢，急激な体重減少．
③臓器症状：ニューモシスチス肺炎，サイトメガロウイルス肺炎，各種真菌性肺炎，カポジ肉腫，中枢神経系症状．

3．診断
① ウイルス抗体検査．
② 抗体陽性者でELISA法，ウエスタンブロット法による抗原検査やRT-PCR法によるウイルスRNAの存在を確認．
③ CD4陽性リンパ球減少．
④ 微生物学的検査：日和見感染症の病原体．

4．治療
① 抗HIV薬の多剤併用療法が基本．CD4陽性細胞200/μL以下で開始．
② 日和見感染症の予防と治療．
③ 性感染症と認識して予防．医療現場での曝露後予防内服や母子感染予防に抗HIV薬．

9 ウイルス肝炎 (5章のA-1「急性ウイルス肝炎」の項を参照)

10 ヘルペス感染症

水痘・帯状疱疹ウイルス感染症

1．原因
水痘・帯状疱疹ウイルス(VZV)の飛沫または直接的接触による感染．

2．症状
① 潜伏期：10〜21日．
② 発熱．
③ 発疹：丘疹，水疱，膿疱形成．5〜6日で乾燥し，痂皮形成．
④ 神経節に潜伏感染したVZVが，宿主の免疫能が低下した時などに活性化されると帯状疱疹を生ずることがある．脳神経や脊髄知覚神経走行に沿った小水疱の出現とともに当該神経の神経痛を伴う．
⑤ 別のウイルスである単純ヘルペスウイルス(HSV)は，粘膜，皮膚損傷部から侵入し，口唇炎や脳炎(HSV-1)，性器ヘルペス(HSV-2)を起こす．

3．診断
① 患部拭い液・血液・髄液からウイルス分離．PCR法によるウイルスDNA同定．
② ウイルス血清学的検査．

4．治療

①抗ウイルス薬：アシクロビルなど．
②対症療法．
③未罹患児には弱毒生ワクチンによる予防．

11 サイトメガロウイルス（CMV）感染症

1．原因

ヘルペスウイルス科に属するサイトメガロウイルス（CMV）による感染症は，母子感染による胎児の先天性感染症や，伝染性単核球症様症候群，免疫不全患者の日和見感染症の原因となる．妊婦が妊娠初期に初感染した場合，胎児が経胎盤感染することで各種臓器に核内封入体をもつ巨大な細胞が検出され，巨細胞封入体症ともよばれる先天性CMV感染症を起こす．CMVは健常人に感染しても多くは不顕性感染となるが，生涯体内への潜伏感染を続ける．健常人でも一部では伝染性単核球症様症候群を発症する．さらに，臓器移植後やHIV感染例など免疫不全患者では，潜伏感染していた本ウイルスが再活性化を起こし，各種臓器の感染症を発症する．

2．症状

①先天性CMV感染症：低出生体重児，黄疸，肝・脾腫，小頭症，網脈絡膜炎，難聴など．
②伝染性単核球症様症候群：発熱，咽頭扁桃炎，頸部リンパ節腫脹など．末梢血中に異型リンパ球出現．1〜2週間以内に軽快して，経過は短い．
③日和見感染症：肺炎，肝炎，網膜炎および腸炎など．症状や検査所見は感染を起こした臓器の種類や障害の程度によって異なる．

3．診断

①先天性CMV感染症は，生後2〜3週間以内に患児の尿を検査し，CMV分離で診断．
②伝染性単核球症様症候群は血清中のIgM抗体価の上昇，ないしペア血清でIgG抗体価の4倍以上の上昇を確認．
③日和見感染症としての感染例では，末梢血多形核白血球中のCMV抗原陽性細胞を検出するアンチゲネミア法が有用．先天性CMV感染症の症例や日和見感染症の症例では，PCR法を用いた診断法も行われている．

4．治療
① 先天性CMV感染症に対しては，ガンシクロビルの投与による難聴改善．
② 伝染性単核球症様症候群には対症療法．
③ 日和見感染症例に対しては，抗ウイルス薬ガンシクロビルやホスカルネット．

伝染性紅斑

1．原因
ヒトパルボウイルスB19によって起こる感染症．俗に「リンゴ病」という．飛沫感染を起こし，5～10歳の小児の感染例が多いが，成人の感染例もみられる．

2．症状
① 約6日の潜伏期間の後，発熱および感冒様症状を呈し，さらにその後，両側頬部に紅斑が出現し，急速に拡大し融合して蝶形ないし楕円形の紅斑となる．
② その後，体幹から四肢にレース状あるいは網目状の紅斑が広がる．発疹は5～10日前後で消退．成人では，発疹より関節炎が多い．
③ 妊婦が本ウイルスに感染すると，経胎盤感染を起こし胎児に胎児水腫や死亡・流産を起こす．
④ ウイルスが赤血球前駆細胞に感染するため，溶血性貧血患者で無形成を起こすことがある．

3．診断
① 皮疹の特徴などから臨床的に診断がなされる場合が多い．
② 血清学的検査により，特異的IgM抗体，IgG抗体の上昇を確認して確定診断．PCR法によるDNA検出．

4．治療
特異的な治療法はなく，対症療法中心．

C リケッチア感染症

学習の目標
- ツツガ虫病

1 ツツガ虫病

1．原因
ダニの一種ツツガ虫の媒介による *Orientia tsutsugamushi* の感染．

2．症状
①潜伏期：6〜18日．
②高熱（稽留熱）．
③発疹（径5mm前後の不規則な形の紅斑）．
④皮膚にツツガ虫の刺し口．
⑤リンパ節腫脹．

3．診断
①屋外での活動や症状，発疹，刺し口などから臨床的に診断．
②間接免疫ペルオキシダーゼ法，間接蛍光抗体法によりIgM抗体価の上昇やペア血清を用いたIgG抗体価の上昇で確定診断．ワイル・フェリックス反応は特異的な検査とはいえない．
③PCR法による遺伝子検出も有用．
④時に血球貪食症候群合併．

4．治療
テトラサイクリン系抗菌薬．

D クラミジア感染症

学習の目標
- □ クラミジア肺炎
- □ トラコーマ
- □ 性器クラミジア感染症

クラミジア肺炎

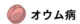
オウム病

*Chlamydophila psittaci*による感染症．鳥類が感染源となる人獣共通感染症．

1．原因
感染している鳥類との接触によって経気道的に感染．肺炎が多いが，敗血症様の症状を呈することもある．潜伏期間は1〜2週間．重症肺炎では多臓器不全や急性呼吸窮迫症候群（ARDS）を起こし，予後不良．

2．症状
① 高熱，頭痛，筋肉痛．
② 乾性咳嗽．
③ 比較的徐脈．
④ 肝・脾腫．

3．診断
① 鳥類との接触歴があり，胸部X線写真にて肺炎像を認める例では本疾患も考える．
② micro-IF法などにより特異的な抗体価の上昇を確認．

4．治療
テトラサイクリン系，マクロライド系，ニューキノロン系抗菌薬．

クラミジア（クラミドフィラ）・ニューモニエ感染症

Chlamydophila pneumoniae（肺炎クラミドフィラ）による感染症．ヒトからヒトに飛沫感染し，集団感染もみられる．

1．原因
小児期に感染し，不顕性感染で終わることも多い．1〜4週の潜伏期間の後，上気道炎，気管支炎や肺炎を起こす．細胞内寄生性があり，持続感染に伴う慢性炎症により気管支喘息やCOPDを増悪させる要因にもなりやすい．

2．症状
頑固な咳が続くが，痰を伴うことは少ない．肺炎の場合，軽症例が多い．ウイルス感染症との鑑別が困難．

3．診断
血清抗体価の検査による診断．成人の50〜70％が抗体を保有しているため，結果の判断は慎重に行う．

4．治療
テトラサイクリン系，マクロライド系，ニューキノロン系抗菌薬．

クラミジア・トラコマティス感染症

1．原因
Chlamydia trachomatis による感染症．性行為感染としての性器感染症，およびトラコーマとよばれる眼感染症がある．性行為感染によって *C. trachomatis* が伝播すると，男性は主に尿道炎（非淋菌性尿道炎），女性は子宮頸管炎などを起こす．日本で最多の性感染症．トラコーマは国内では性器クラミジア感染症の合併症としてみられる場合が多く，封入体結膜炎を起こす．

2．症状
① 尿道炎では排膿や排尿時痛，子宮頸管炎では帯下，排膿，分泌物増加．無症状に経過する場合が多い．
② 封入体結膜炎やトラコーマでは眼脂や眼瞼腫脹，目の充血など．

3．診断
各種臨床材料からPCR法などを用いた遺伝子学的検出．

4．治療
① マクロライド系，テトラサイクリン系，ニューキノロン系の抗菌薬．
② 眼感染症には点眼薬．
③ 性行為感染症の場合，相互に病原体をやりとりするピンポン感染を防ぐためにセックスパートナーとの同時治療．

E スピロヘータ感染症

学習の目標
- □ 梅毒
- □ Weil（ワイル）病

1 梅毒

1. 原因
スピロヘータの一種 *Treponema pallidum* の感染．

2. 症状
① 第1期（3～9週）：外陰部に初期硬結と潰瘍化（硬性下疳），鼠径リンパ節腫脹．無治療でも約1カ月で症状消失．
② 第2期（9週～3カ月）：全身に丘疹やバラ疹，頭痛，発熱，肛門や外陰部に発疹（扁平コンジローマ）．
③ 第3期（3年～10年）：ゴム腫（皮膚，肝，筋肉，心）．
④ 第4期（10年～）：変性梅毒（大動脈炎，脊髄癆，進行性麻痺）．
⑤ 先天梅毒：脾腫，黄疸，実質性角膜炎による失明や内耳性難聴，髄膜炎，発疹などで，出生時は無症状のこともある．他に，パロー凹溝（口囲の放射状瘢痕），天疱瘡，鼻炎．7～8歳にハッチンソン三徴候〔ハッチンソン歯（ビール樽状で咀嚼面が半月形に陥凹），実質性角膜炎，内耳性難聴〕．

3. 診断
① トレポネーマの検出：硬性下疳分泌液から．
② 血清反応：STS，TPHA陽性．

4. 治療
ペニシリン系抗菌薬．

感染症迅速診断キット

鼻咽頭検体中のインフルエンザウイルス，RSウイルス，アデノウイルス，A群β溶連菌，マイコプラズマ，糞便検体中のノロウイルス，ロタウイルス，尿検体中の肺炎球菌，レジオネラといった迅速抗原診断キットは外来診療でも有用で，治療選択に役立っている．

2 Weil（ワイル）病

1．原因
ネズミなどの哺乳動物の尿から検出される*Leptospira icterohaemorrhagiae*の皮膚損傷部，粘膜からの感染．血管内皮障害を起こす．人獣共通感染症．

2．症状
①潜伏期：2〜14日．
②悪寒を伴う発熱．
③黄疸．
④出血傾向．
⑤腎不全．

3．診断
①血小板減少．
②肝機能異常．
③腎機能障害．尿蛋白，尿潜血，各種円柱．
④血液や髄液からのレプトスピラの検出．PCR法による特異的遺伝子検出．
⑤抗体価上昇．

4．治療
ペニシリン系，テトラサイクリン系抗菌薬．

梅毒増加
キスや口腔性交でも感染するので，近年，梅毒の患者報告数は男女とも急増し，特に女性の割合が増えている．完治しても免疫はできないので，感染を繰り返すことがある．感染した妊婦から胎児に感染すると，流産，死産等の原因となる．母の感染後1年以内のリスクが高いといわれているが，妊娠第二期（5〜7カ月）までの治療で阻止可能．未治療ではp.118にあるように，児は先天梅毒により重症合併症が起こる可能性がある．

F 真菌感染症

学習の目標
- 放線菌症
- カンジダ症
- クリプトコックス症
- アスペルギルス症
- ニューモシスチス肺炎

放線菌症

1．原因
　グラム陽性桿菌に属する *Actinomyces israelii* の感染．微細な分岐状の菌糸の形態を示すため，慣習的に真菌感染症として取り扱われることが多い．ヒトの口蓋扁桃や齲歯に常在するが，非衛生的な口腔内で増殖し，齲歯や歯周炎を発症する．さらに，粘膜部位から菌が深部に侵入し顔面・頸部の化膿性病変を作る．菌を誤嚥すると肺の感染症に至る．血行性に菌が運ばれると，腹部や骨などに感染性病変を生じる．

2．症状
　肉芽腫（下顎骨，肺，腸が好発部位）→軟化→膿瘍・瘻孔形成（菌塊を含んだ分泌物の排出）．

3．診断
①膿中に硫黄顆粒ないしドルーゼとよばれる菌塊を証明．
②2週間の嫌気性培養による証明．

4．治療
　ペニシリン系，テトラサイクリン系抗菌薬．

カンジダ症

1．原因
①消化管，口腔，女性性器などに常在する酵母 *Candida* 属の感染．*Candida albicans* によるものが代表的．
②抗菌薬長期投与による菌交代現象として発症．
③全身衰弱，免疫不全の際に発症．

2．症状
①口腔感染→鵞口瘡（がこうそう）（クリーム色大小斑点），食道カンジダ症．
②肺感染→咳，血痰．
③皮膚炎，爪炎．
④外陰腟炎，尿道炎．
⑤カンジダ血症：静脈留置カテーテルや消化管粘膜損傷部から侵入．

3．診断
①菌の塗抹，培養．血中抗原検出．
②血清中細胞壁 β-D-グルカン（非特異的），D-アラビニトール（特異的）検出．

4．治療
抗真菌薬．

3 クリプトコックス症

1．原因
Cryptococcus neoformans 感染によって起こる肺，髄膜，脳，あるいは全身の感染症．ハトの糞から呼吸を介して感染．免疫不全者で血行を介して播種し，中枢神経病変を起こす．

2．症状
発熱のほか，以下のような症状を呈する．
①肺クリプトコックス症：咳，痰，胸痛．
②中枢神経系クリプトコックス症：髄膜炎を起こすので，頭痛，嘔吐など髄膜刺激・脳圧亢進症状など．
③皮膚クリプトコックス症：にきび様発疹．
④播種性クリプトコックス症：ほとんどすべての臓器が侵される．

3．診断
①生検材料の塗抹・培養：墨汁法による鏡検．
②血清，髄液中の抗原検出．血清中β-D-グルカン上昇がないので注意．

4．治療
抗真菌薬．

アスペルギルス症

1．原因
　主に糸状菌 *Aspergillus fumigatus* により，主として呼吸器が侵される．アスペルギルスは，土壌などの自然環境だけでなく，屋内においても生息している場合がある．胞子吸入による空気感染や，手術創からの感染による．免疫不全の原因となる何らかの基礎疾患を有している患者に発症することが多い．

2．症状
①呼吸器アスペルギルス症：肺炎，肺膿瘍のほか，アレルギー性のことがある．アレルギー性気管支肺アスペルギルス症では喘息様の症状を認める．胸部X線で菌球を認めることがある．
②全身性アスペルギルス症：血行性播種で諸臓器が侵される．

3．診断
①検体からの抗原検出．生検組織の病理学的診断．
②血清中で，細胞壁β-D-グルカン（非特異的）やガラクトマンナン（特異的）検出．

4．治療
抗真菌薬．

ニューモシスチス肺炎

ニューモシスチス・イロベチ（*Pneumocystis jirovecii*，旧名：ニューモシスチス・カリニ，*Pneumocystis carinii*）によって発症する肺炎．

1．原因
　本病原体が飛沫感染によって肺に侵入すると，健常人の場合は潜伏感染のまま症状を示さない．HIV感染や移植後，ステロイドや免疫抑制薬使用などを背景に，特に細胞性免疫不全の状態において本病原体が増殖し，間質性肺炎を発症しやすくなる．

2．症状
乾性咳嗽，発熱，呼吸困難が三主徴．

3．診断
①免疫不全となる基礎疾患や治療薬があり，上記症状を認める患者では，まず胸部X線検査が行われ，両側対称性の肺門周辺および中下肺野優位のすりガラス様陰影が認められれば本疾患が疑われる．

②確定診断には喀痰や気管支肺胞洗浄（BAL）液を検体として，Grocott 染色などによる囊子検出やPCR法による遺伝子検査．
③血液検査所見ではCRP，LD上昇といった非特異的所見のほか，真菌感染を反映してβ-D-グルカン上昇．
④SpO_2計測および動脈血ガス分析において，PaO_2の低下や$PaCO_2$の上昇を認めることで呼吸障害の状況判断．

4．治療

ST合剤やペンタミジン．細胞性免疫不全が強い患者は予防的にST合剤の内服．

G　原虫感染症

学習の目標
- □ アメーバ赤痢
- □ マラリア
- □ トキソプラズマ感染症
- □ クリプトスポリジウム感染症

1　アメーバ赤痢

1．原因

赤痢アメーバ（*Entamoeba histolytica*）の経口感染．

2．症状

①潜伏期：2〜3週間．
②下痢，粘血便．
③（右下腹部を主とした）腹痛．
④腸外アメーバ症としては肝膿瘍が最も多く，右季肋部痛，発熱，肝腫大など．

3．診断

①糞便中アメーバの検出：栄養型ないし囊子の検出で確定．保菌者：囊子型アメーバを排出．
②血清学的検査．
③PCR法によるDNA検出．

4．治療

メトロニダゾール．

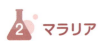 ## マラリア

1. 原因
ハマダラカ媒介による *Plasmodium*（マラリア原虫）の感染．マラリア原虫が体内に送り込まれ，肝細胞で増殖した後，赤血球に侵入し分裂し，破壊して新たな赤血球に侵入．非熱帯熱（三日熱，四日熱，卵形）と熱帯熱があるが，熱帯熱マラリアでは感染赤血球が末梢血管閉塞をきたし，臓器不全を伴う重症マラリア（成人では，急性腎不全，脳症，高度黄疸合併が多い）に移行することが多い．

2. 症状
①潜伏期：2〜4週間．
②悪寒，ふるえを伴った発熱発作．
③肝・脾腫．
④貧血．

3. 診断
①流行地に渡航後の発熱．
②貧血．
③血液塗抹Giemsa染色標本からの原虫の検出．
④血清学的検査．
⑤PCR法による遺伝子診断．

4. 治療
抗マラリア薬（クロロキン，メフロキンなど）．

 ## トキソプラズマ症

1. 原因
細胞内寄生虫 *Toxoplasma gondii* による急性および慢性感染症．成人の1/4に不顕性感染．AIDS患者の日和見感染症の一つ．猫の糞中にあるオーシストの経口感染，またはシストに汚染された生豚肉摂取などから感染．人獣共通感染症．

2. 症状
①先天性：妊娠初期感染で死産．妊娠後期感染で胎児に網脈絡膜炎，精神運動障害，水頭症，小頭症など．
②後天性：頸部リンパ節炎，網脈絡膜炎など．免疫不全患者では全身感染がみられ，インフルエンザ症状のほか，肝・肺・心筋・髄

膜炎などを起こす．AIDS患者では脳炎，脳膿瘍も起こす．
3．診断
①病巣検体のGiemsa染色や蛍光抗体法で原虫を証明．
②PCR法による遺伝子検出．
③妊婦では，抗トキソプラズマIgM抗体陽性が重要．また，臍帯血や新生児末梢血を用いたIgM抗体測定により，先天性トキソプラズマ症診断．
4．治療
抗原虫薬（妊婦以外ではサルファ薬，ピリメタミン．妊婦ではスピラマイシン酢酸エステル）．

クリプトスポリジウム症

1．原因
主に *Cryptosporidium hominis* と *C. parvum* の経口感染による感染症．人獣共通感染症．国内では旅行者下痢症としてみられる場合が多い．水道を介した水系感染もある．AIDSの日和見感染症の一つ．
2．症状
持続性水様下痢．免疫能正常個体では，発症しないか，軽度の下痢．
3．診断
糞便中からのオーシスト検出（ショ糖液浮遊法と抗酸染色や蛍光抗体法）．
4．治療
脱水と栄養状態改善のための補液などの対症療法．

H 輸入感染症

学習の目標
- □ デング熱（デング出血熱）
- □ ウイルス性出血熱

マラリア（G 原虫感染症の「2 マラリア」の項を参照）

デング熱

1．原因
デングウイルスによる感染症．ネッタイシマカなどのカが媒介．重症型では，血清型の異なるウイルスに対して交差反応し，毛細血管透過性亢進や凝固線溶系活性化が起こり出血傾向をきたすため，デング出血熱とよばれる．熱帯や亜熱帯地域を中心に広く分布し，毎年およそ1億人程度が感染している．2014年は国内でも患者の発生がみられたが，海外に渡航してデング熱を発症する症例が，年間数百例発生．

2．症状
約1週間の潜伏期の後，約10日続く高熱，激しい頭痛，眼球後部痛，全身の関節・筋肉痛．一般に予後良好．しかし，重症型では播種性血管内凝固（DIC）を併発し，血小板減少，出血傾向，ショックをきたす．消化管出血，心不全，脳炎を合併して10％程度死亡．

3．診断
① 血液中ウイルス RNA を RT-PCR 法で検出．
② 血清学的検査．

4．治療
補液などの対症療法．

3 ウイルス性出血熱

　デング出血熱以外にも，種々のRNAウイルス感染により出血傾向と循環障害を示し，致命率の高い熱病がある．ラッサ熱，エボラ出血熱，マールブルグ病などがあり，カやダニ，げっ歯類などの媒介動物が感染源となる．ウイルスの地理的分布が比較的限局しているが，輸入感染症となる．

プロカルシトニン（PCT）

甲状腺C細胞から生成され，細菌感染症，特に敗血症で上昇し，特異マーカーとなる．感染症の重症度のマーカーとして，あるいは抗菌薬治療の指標として用いることが可能であるが，万能ではないので，PCTは参考所見にとどめる．逆に，細菌感染ではない重症病態の際は，PCTが上昇していないことによりウイルス，自己免疫疾患などによる症状と考えることができるため，鑑別に役立つ．

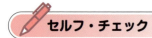

セルフ・チェック

A 次の文章で正しいものに○，誤っているものに×をつけよ．

1. 腸チフスでは脾腫がみられる．
2. パラチフスでは菌血症を起こす．
3. 細菌性赤痢は経口感染による．
4. 細菌性赤痢では水様便がみられる．
5. Vero毒素産生性大腸菌感染症ではITPが起こる．
6. ヘリコバクター・ピロリ感染は胃潰瘍の発症と関連がある．
7. コレラは血液培養により菌が検出される．
8. レジオネラ症の重症のものを在郷軍人病という．
9. 淋菌は子宮頸管炎を生ずる．
10. MRSA感染症にはペニシリンが有効である．
11. 猩紅熱ではイチゴ舌がみられる．
12. バクテロイデスは好気性菌である．
13. 敗血症ではDICを起こすことがある．
14. 麻疹はウイルス感染症である．
15. 風疹ではコプリック斑がみられる．
16. 手足口病では水疱性発疹がみられる．
17. 流行性耳下腺炎で尿アミラーゼが上昇する．
18. 流行性角結膜炎は細菌感染症である．
19. 伝染性単核球症ではバラ疹がみられる．
20. 伝染性単核球症ではリンパ節腫脹がみられる．
21. AIDSではCD8陽性リンパ球が減少する．
22. AIDSはヒト免疫不全ウイルスの感染による．
23. AIDSではカポジ肉腫がみられる．

A 1-○，2-○，3-○，4-×(粘血便)，5-×(HUS)，6-○，7-×(便，吐物)，8-○，9-○，10-×(ペニシリン耐性)，11-○，12-×(嫌気性菌)，13-○，14-○，15-×(麻疹で)，16-○，17-○，18-×(アデノウイルス)，19-×(梅毒で)，20-○，21-×(CD4)，22-○，23-○

24. 単純ヘルペスウイルスが原因で帯状疱疹を生ずることがある．
25. トラコーマはクラミジア感染症である．
26. 梅毒では初期に鼠径リンパ節に有痛性腫脹を生ずる．
27. 梅毒はバラ疹を生ずる．
28. 先天梅毒ではハッチンソン三徴候をみる．
29. Weil病では出血傾向がみられる．
30. 放線菌症には鵞口瘡がみられる．
31. カンジダ症やアスペルギルス症では血清中β-D-グルカンが上昇する．
32. クリプトコックス症はハトの糞を介して発症する．
33. 血清中ガラクトマンナン検出はアスペルギルス症に特異的である．
34. ニューモシスチス肺炎では血清中β-D-グルカンが上昇する．
35. アメーバ赤痢の保菌者は栄養型のアメーバを排出する．
36. マラリアは脾腫を伴う．
37. マラリアは貧血を生ずる．
38. トキソプラズマやクリプトスポリジウム感染症はAIDSの日和見感染症として知られる．
39. デング出血熱はネッタイシマカが媒介する．

24-×（水痘・帯状疱疹ウイルス），25-○，26-×（無痛性），27-○，28-○，29-○，30-×（カンジダ症），31-○，32-○，33-○，34-○，35-×（囊子型），36-○，37-○，38-○，39-○

B

1. 正しい組合せはどれか.
- ① 緑膿菌 ———————— 毒素性ショック症候群
- ② 破傷風菌 ——————— 肝膿瘍
- ③ 腸管出血性大腸菌 ——— 特発性血小板減少性紫斑病（ITP）
- ④ A群β溶血性レンサ球菌 — 猩紅熱
- ⑤ ヘリコバクター・ピロリ —— 急性大腸炎

2. 正しい組合せはどれか. **2つ選べ.**
- ① リケッチア ——————— 疥　癬
- ② クラミジア ——————— 尿道炎
- ③ トリコモナス —————— 膣　炎
- ④ プリオン ———————— 髄膜炎
- ⑤ コクサッキーウイルス —— 流行性角結膜炎

3. 次のうち発疹を**きたさない**のはどれか.
- ① 発疹チフス
- ② 川崎病
- ③ 梅　毒
- ④ 細菌性赤痢
- ⑤ 腸チフス

4. AIDSで高頻度に検出される微生物はどれか. **2つ選べ.**
- ① *Pneumocystis jirovecii*
- ② *Candida albicans*
- ③ *Chlamydia trachomatis*
- ④ *Legionella pneumophila*
- ⑤ *Listeria monocytogenes*

B 1-④（①毒素性ショック症候群はブドウ球菌やレンサ球菌の外毒素による．②大腸菌や緑膿菌などによる化膿性肝膿瘍と赤痢アメーバによるアメーバ性肝膿瘍がある．③ITPは，ヘリコバクター・ピロリとも関連．⑤急性大腸炎は細菌や寄生虫，アレルギー，ストレス，過食による．ヘリコバクター・ピロリは胃潰瘍や胃がんの原因），2-②と③（①疥癬はヒゼンダニ症．⑤流行性角結膜炎はアデノウイルス感染症），3-④，4-①と②（ニューモシスチス肺炎，カンジダ感染症が多い）

5．輸入感染症はどれか．2つ選べ．
- ① オウム病
- ② 手足口病
- ③ デング熱
- ④ マラリア
- ⑤ Weil病

6．同類の病原体によって起こる疾患の組合せはどれか．
- ① アメーバ赤痢 ―― フィラリア症 ―― トキソプラズマ症
- ② クリプトコックス症 ―― ヒストプラズマ症 ―― アスペルギルス症
- ③ ポリオ ―― 野兎病 ―― 鼠咬症
- ④ パラチフス ―― 発疹チフス ―― ヘルペス
- ⑤ ハンセン病 ―― 梅毒 ―― マラリア

7．後天性免疫不全症候群で減少するのはどれか．
- ① 細胞傷害性Tリンパ球
- ② Bリンパ球
- ③ 血清γ-グロブリン
- ④ サプレッサーTリンパ球
- ⑤ ヘルパーTリンパ球

8．病原体が真菌であるのはどれか．
- ① クリプトコックス症
- ② 手足口病
- ③ トキソプラズマ症
- ④ 鼠咬症
- ⑤ リステリア症

5-③と④，6-②（①アメーバ赤痢，トキソプラズマ症は原虫性，フィラリア症はバンクロフト糸状虫による．③ポリオはウイルス，野兎病はグラム陽性菌，鼠咬症はスピロヘータ．④パラチフスはグラム陰性菌，発疹チフスはリケッチア，ヘルペスはウイルス性．⑤ハンセン病は抗酸菌，梅毒はスピロヘータ，マラリアは原虫），7-⑤，8-①

9. 市中肺炎の**原因菌でないのはどれか**.
   - ① *Aspergillus fumigatus*
   - ② *Chlamydophila pneumoniae*
   - ③ *Haemophilus influenzae*
   - ④ *Mycoplasma pneumoniae*
   - ⑤ *Streptococcus pneumoniae*

9-①(日和見感染症)

7 血液・造血器疾患

A 貧血

学習の目標
- 鉄欠乏性貧血
- 小球性低色素性貧血
- 巨赤芽球性貧血
- 大球性貧血
- 悪性貧血
- ビタミンB_{12}欠乏
- 葉酸欠乏
- 再生不良性貧血
- 溶血性貧血
- 先天性溶血性貧血
- 遺伝性球状赤血球症
- サラセミア
- 自己免疫性溶血性貧血
- 発作性夜間ヘモグロビン尿症(PNH)
- 腎性貧血

1 鉄欠乏性貧血

1．原因
体内鉄が絶対的に欠乏し，ヘモグロビン合成が低下する．鉄欠乏の原因は3種に大別される．
①消化管，性器病変などからの出血，月経過多による鉄の過剰喪失．
②妊娠，成長による鉄需要の増大．
③鉄摂取不足，胃切除や腸疾患による腸管からの鉄吸収障害．

2．症状
①顔面蒼白，易疲労性，頭痛，食欲不振．
②動悸，息切れ．
③下腿浮腫．
④頻脈．
⑤爪の亀裂，扁平化（さじ状爪）．

3．診断
①小球性低色素性貧血．
②血清鉄，フェリチン：低下．
③総鉄結合能，不飽和鉄結合能：上昇．
④骨髄赤芽球過形成，鉄芽球減少（ただし，骨髄検査は通常行わない）．

4．治療
①鉄剤投与．
②原疾患があれば治療．

巨赤芽球性貧血

DNA合成に必要なビタミンB_{12}，葉酸の欠乏により赤芽球の成熟が遅れ，骨髄に巨赤芽球が出現する貧血．無効造血による溶血所見を伴う大球性貧血を呈する．

悪性貧血

1．原因
内因子の欠乏（胃壁細胞からの分泌障害，抗内因子抗体の産生）によるビタミンB_{12}吸収障害．

2．症状
①貧血症状．
②萎縮性舌炎による舌の疼痛，味覚鈍麻，胸やけ．
③下肢の知覚障害，歩行障害．
④黄疸．

3．診断
①大球性正色素性貧血，白血球減少，過分節好中球出現．
②骨髄：過形成により赤血球多い．巨赤芽球を認める．
③血清ビタミンB_{12}値の低下．
④Schilling（シリング）試験（ビタミンB_{12}吸収試験）：異常．
⑤抗内因子抗体，抗壁細胞抗体検出．
⑥血中間接ビリルビン，LDの増加．

4．治療
①ビタミンB_{12}筋注投与．

その他の巨赤芽球性貧血の原因
①葉酸欠乏．
②胃切除術後（ビタミンB_{12}吸収障害）．
③DNA合成障害薬使用：抗白血病薬，抗マラリア薬，抗てんかん薬など．
④骨髄異形成症候群（MDS）でも巨赤芽球を認める．

3 再生不良性貧血

1．原因
骨髄低形成によりすべての血球が減少する状態．
①細胞傷害性Tリンパ球の活性化による造血幹細胞障害や多能性造血幹細胞自体の異常による後天性や先天性（Fanconi貧血）がある．
②化学物質や薬品：ベンゼン，クロラムフェニコール，抗甲状腺薬など．
③放射性物質．
④肝炎ウイルスなどのウイルス感染．

2．症状
①貧血症状：息切れ，動悸，めまい，倦怠感，頭重，耳鳴り，皮膚，粘膜の蒼白．
②出血傾向：紫斑，歯肉出血，鼻出血，月経過多など．
③易感染性：発熱，咽頭痛など．

3．診断
①汎血球減少．正球性正色素性貧血．
②骨髄：造血組織減少（有核細胞減少）と脂肪組織の増加．
③血清鉄高値．不飽和鉄結合能低値．鉄利用率低下．
④血清エリスロポエチン活性：著明に上昇．
⑤CD55，CD59欠損赤血球，好中球：時に陽性〔発作性夜間ヘモグロビン尿症（PNH）の合併〕．

4．治療
①蛋白同化ホルモン．
②抗胸腺グロブリン（ATG），シクロスポリンなどの免疫抑制療法．
③造血幹細胞移植．
上記の，造血回復をめざした治療のほか，
④赤血球ないし血小板輸血，抗菌薬投与などの支持療法．

4 溶血性貧血

1．原因
赤血球の崩壊が亢進し，赤血球寿命が短縮した貧血の総称．先天性と後天性がある．先天性ではすべて，原因が赤血球自体に認められる．後天性で赤血球自体に異常があるのは発作性夜間ヘモグロビン尿

症（PNH）だけで，その他の後天性溶血性貧血は赤血球をとりまく環境に原因がある．

2．診断
①貧血症状．一般に，正球性ないし軽度大球性の正色素性貧血．
②黄疸．
③脾腫．
④間接ビリルビン・LD（1，2型）・網赤血球増加，血清ハプトグロビン低下，便・尿中ウロビリノゲン増加が共通してみられる．

3．特殊検査
①自己免疫性溶血性貧血：直接Coombs（クームス）試験陽性．
②発作性夜間ヘモグロビン尿症：赤血球表面CD55ないしCD59陰性赤血球の検出と定量，Ham試験・砂糖水試験陽性．
③遺伝性球状赤血球症：赤血球浸透圧抵抗低下．
④サラセミアなどのヘモグロビン異常：ヘモグロビン分析，遺伝子検査．
⑤赤血球酵素異常：赤血球内酵素定量．

4．治療
病型によって治療法は異なる．代表的なもののみ記す．
①自己免疫性溶血性貧血：副腎皮質ステロイドなどの免疫抑制療法．
②遺伝性球状赤血球症：摘脾．
③その他，適宜赤血球輸血．

腎性貧血

1．原因
慢性腎不全では，腎機能の低下とともに貧血が現れる．エリスロポエチンの産生低下などによって発生する．

2．診断
①腎機能低下のもと，貧血は一般に正球性正色素性で，白血球数は正常，血小板数も正常であるが血小板機能に異常がみられることが多い．
②血清エリスロポエチン低下．

3．治療
エリスロポエチンを皮下注ないし静注．

B 白血病

学習の目標
- 急性白血病（AML，ALL）
- 急性前骨髄球性白血病
- 慢性骨髄性白血病（CML）
- 慢性リンパ性白血病（CLL）
- 成人T細胞白血病（ATL）

1 急性白血病〔急性骨髄性白血病（AML），急性リンパ性白血病（ALL）〕

1．原因
①染色体異常が多い．発症原因は不明のことが多いが，放射線被曝，化学物質，ウイルス感染により生ずるものもある．
②種類：骨髄性，リンパ性．

2．症状
①発熱，全身倦怠感，出血傾向．
②皮膚，粘膜は貧血様．
③肝，脾の腫大．
④リンパ節腫脹をみることもある．

3．診断
①貧血．
②白血球：著しい増加（減少するものもある），白血病細胞の出現（末梢血には出現しない例もある），白血病裂孔．
③血小板減少．
④骨髄像：有核細胞増加，白血病細胞（異型な幼若白血球）増加，成熟顆粒球・赤芽球・巨核球減少，骨髄細胞の染色体異常．
⑤骨髄塗抹標本特殊染色（ペルオキシダーゼ染色，非特異的エステラーゼ染色など），細胞表面マーカー，染色体，キメラ遺伝子検出により型を診断．

4．治療
①化学療法．
②適宜輸血．
③抗菌薬投与．

2 特殊な急性白血病

急性前骨髄球性白血病（APL）

①出血症状が強い．
②DICを起こしやすい．
③ビタミンA誘導体のオールトランスレチノイン酸による分化誘導療法が著効し，化学療法と併用する．
④前骨髄球性白血病細胞にアズール顆粒，アウエル（Auer）小体が多数みられる．アウエル小体を束状に認める場合，ファゴット細胞（faggot cell）とよぶ．

急性単球性白血病（AMoL）

①粘膜浸潤傾向が強く，歯肉腫脹が多い．
②悪性細胞はアズール顆粒が小さく数が多い．非特異的エステラーゼ染色で染まり，NaF（フッ化ナトリウム）で抑制される．

3 慢性骨髄性白血病（CML）

1．原因
染色体異常 t(9;22)．

2．症状
①近年は，無症状のため健診などで偶然みつかることも多い．全身倦怠感，易疲労性．
②肝・脾腫．
③消化管出血（高ヒスタミン血症による胃潰瘍を併発しやすい）．

3．診断
①白血球：顆粒球著増，幼若顆粒球出現．
②血小板：増加．
③骨髄：細胞増加，顆粒球の比率が高い．好酸球・好塩基球比率の増加．
④末梢血好中球ALP（NAP）値：著しく低下．
⑤フィラデルフィア（Ph）染色体：陽性，*BCR-ABL1*キメラ遺伝子：

陽性.
⑥血中・尿中の尿酸：上昇.
⑦血清LD：上昇.

4．治療
①BCR-ABL1 を標的とする分子標的治療薬.
②造血幹細胞移植.

慢性リンパ性白血病 (CLL)

1．原因
遺伝的素因や遺伝子異常により，小型成熟リンパ球が末梢血，骨髄，リンパ節，脾臓で増殖．欧米の成人白血病では頻度が最も高いが，日本ではその1/10．おもに50歳以上に発症.

2．症状
①リンパ節腫脹，倦怠感.
②脾腫.

3．診断
①末梢血単クローン性Bリンパ球が5,000/μL以上.
②悪性細胞は正常リンパ球に似ている．大部分はCD5陽性のBリンパ球性.

4．治療
①無症状なら無治療.
②貧血，血小板減少進行，巨脾，進行性リンパ節腫大，発熱，体重減少などがあれば，化学療法，B細胞性腫瘍への分子標的治療.

成人T細胞白血病 (ATL)

1．原因
HTLV-1ウイルスの感染．日本では西南日本沿岸部出身者に多い．T細胞の染色体DNAにプロウイルスとして単クローン性に組み込まれて腫瘍化する.

2．症状
①腫瘍浸潤によるリンパ節腫大，皮膚病変.
②高カルシウム血症.
③ニューモシスチス肺炎や真菌症など日和見感染症の症状.

3. 診断
① 抗HTLV-1抗体陽性.
② 花弁状核異型リンパ球（flower cell）の増加.
③ モノクローナル抗体による表面抗原に特徴がみられる（CD3，CD4，CD25陽性）.
④ サザンブロット法によるプロウイルス組み込み検出.

4. 治療
① 化学療法や分子標的治療が行われるが，難治性.
② 可能なら造血幹細胞移植.

C 骨髄異形成症候群（MDS）

学習の目標
☐ 骨髄異形成症候群（MDS）

1. 原因
　原因不明の血球減少症と前白血病状態を呈する疾患の総称．血球系細胞の形態的異形成と骨髄での無効造血を認め，骨髄ないし末梢血の芽球の割合はAMLより高くないが，クローン性異常を示す骨髄不全状態．中高年齢に好発し，慢性かつ不可逆性の経過をとり，約30％でAMLに移行するが，残りの症例は骨髄不全によるさまざまな合併症を起こす．造血幹細胞レベルでの遺伝子変化が発病や病状進展の原因であり，症例ごとに多様な変異がみられる．一般に緩やかに発症し，AMLに移行しなければ，進行もおおむね緩やかであるため，血液検査で偶然に発見されることが多い．

2. 症状
　貧血症状で初発するものが多いが，減少する血球の種類と程度に応じて貧血症状，感染症状，出血傾向が単独ないし複合して出現．

3. 診断
① 末梢血で1系統〜3系統の血球減少．
② 末梢血および骨髄の血球の形態に異形成．骨髄は一般に正形成ないし過形成．約70％に骨髄細胞の染色体異常を認める．
③ World Health Organization（WHO）分類，French-American-Brit-

ish(FAB)分類が病型分類に用いられる．MDSでは，末梢血，骨髄のいずれでも芽球は20％未満（WHO分類）で，それを超えるとAMLと診断される．予後判定に芽球の割合・染色体異常・血球減少の内容の項目からなる国際予後スコアリングシステム〔International Prognostic Scoring System；IPSS，現在は改訂IPSS（IPSS-R）〕が用いられる．

4．治療
造血幹細胞移植，化学療法，免疫抑制療法，DNAメチル基転移酵素阻害剤アザシチジン，サリドマイド誘導体レナリドミドなどの新規治療薬投与も症例を選んで行われるが，輸血などの支持療法が主体となることも多い．

D 骨髄増殖性腫瘍

学習の目標
- 慢性骨髄性白血病（CML）
- 真性赤血球増加症（真性多血症，PV）
- 本態性血小板血症（ET）
- 骨髄線維症

1 慢性骨髄性白血病（CML）（B 白血病の項を参照）

2 真性赤血球増加症（真性多血症，PV）

1．原因
点突然変異による*JAK2*チロシンキナーゼ遺伝子の活性化．大部分で*JAK2* V617F（バリンからフェニルアラニンへのアミノ酸変異が起こる）変異．

2．症状
①成人に発症．
②顔色が赤い，頭痛，めまい，耳鳴り，高血圧，狭心症，鼻出血，歯肉出血，皮膚搔痒，肝・脾の腫大，痛風．
③赤血球増加，ヘマトクリット値増加，白血球増加，血小板増加．

3．治療
瀉血，ヒドロキシウレア，JAK2インヒビター投与．

本態性血小板血症（ET）

1．原因
JAK2チロシンキナーゼ遺伝子の活性化ほか，血小板増加を起こす遺伝子異常．

2．症状
足先のしびれ・疼痛・片麻痺などの血栓症状，歯肉出血・鼻出血・吐血・下血などの出血症状（後天性von Willebrand病併発）．

3．診断
①血小板増加，機能にも異常を認めることがある．白血球もやや増加することがある．
②骨髄像：巨核球増加．

4．治療
①ヒドロキシウレアやアナグレリドで血小板を減らす．
②血栓症予防のため，適宜抗血小板薬アスピリンを投与．

骨髄線維症

1．原因
多能性造血幹細胞レベルでの腫瘍化により生じた疾患のなかで，全身の骨髄の線維化と骨髄造血障害をきたし，脾臓や肝臓における髄外造血が起こる疾患．多能性造血幹細胞の異常クローン増殖により，線維芽細胞の反応性増殖が起きる．AMLへ移行することがある．中年以降に多い．放射線やベンゼンなど化学物質によるものと，真性赤血球増加症などに続発する二次性に区別される．

2．症状
貧血と脾腫によるものが主体．

3．診断
①末梢血では正球性正色素性貧血，涙滴赤血球・赤芽球・幼若顆粒球の出現をみる．
②骨髄穿刺はdry tapで穿刺液を得られないため，骨髄生検により線維化を証明する．巨核球増加を伴う．

4. 治療

① 貧血症状に輸血など，対症療法が中心．
② JAK2インヒビターが有効のことがある．
③ 根本的治癒をめざすには造血幹細胞移植しかないが，比較的高齢で発症するため適応となる患者は少ない．

E 悪性リンパ腫

学習の目標
- □ 悪性リンパ腫
- □ 非Hodgkin（ホジキン）リンパ腫（NHL）
- □ 可溶性IL-2受容体
- □ Hodgkinリンパ腫（HL）

1 非Hodgkin（ホジキン）リンパ腫，Hodgkinリンパ腫

1. 原因

リンパ組織を構成する細胞から発生した悪性腫瘍．非Hodgkin（ホジキン）リンパ腫とHodgkinリンパ腫に分けられる．

2. 症状

① 無痛性リンパ節腫脹．
② 38℃以上の原因不明の発熱，著明な寝汗，体重減少（これらはB症状ともよばれる）．
③ 部位により，貧血，食欲不振，胃部不快感，発疹など．

3. 診断

① 末梢血：貧血，白血球数はさまざま．
② 血清LD上昇，CRP上昇．
③ 血清可溶性IL-2受容体高値．
④ 時に高Ca血症．
⑤ 免疫不全：末梢血リンパ球減少，ツベルクリン反応陰性化．

4. 治療

① 抗腫瘍化学療法．
② 放射線照射．

③CD20陽性B細胞リンパ腫にリツキシマブによる抗体療法．
④ピロリ菌除菌が有効なタイプもある．

F　骨髄腫および類縁疾患

学習の目標
- □ 多発性骨髄腫
- □ ベンス ジョーンズ蛋白
- □ 原発性マクログロブリン血症
- □ 過粘稠度症候群

多発性骨髄腫

1．原因
①免疫グロブリンを産生する形質細胞が悪性化．
②免疫グロブリンの異常産生（M蛋白）：IgG型，IgA型，ベンス ジョーンズ（Bence Jones）蛋白型，IgD型，IgE型．

2．症状
①骨痛，骨折．
②貧血．
③免疫不全．
④腎障害による乏尿，浮腫など．
⑤過粘稠度症候群：眼底出血．
⑥時にアミロイドーシス併発：舌，心，消化管，関節，皮膚など．

3．診断
①骨X線検査：打ち抜き像．
②末梢血：正球性正色素性貧血，赤血球の連銭形成．
③骨髄検査：異型形質細胞（骨髄腫細胞）増加．
④赤沈促進．
⑤血清蛋白：M蛋白増加，高蛋白血症．
⑥尿検査：ベンス ジョーンズ蛋白（免疫グロブリンL鎖二量体）陽性．
⑦血清Ca上昇．
⑧腎機能障害．

4．治療
①抗腫瘍化学療法（抗腫瘍薬と副腎皮質ステロイド併用）．抗腫瘍

薬はレナリドミドなどの経口免疫調節薬，ボルテゾミブなどのプロテアソーム阻害薬が主体となっている．
②適宜，濃厚赤血球輸血．
③造血幹細胞移植．

2 原発性マクログロブリン血症

1．原因
①IgM産生細胞の悪性化．
②骨破壊は起こさない．
③血液粘稠度上昇．

2．症状
①リンパ節腫大，肝・脾腫．
②倦怠感，体重減少，動悸，息切れ，鼻出血，視力障害．
③過粘稠度症候群：眼底出血，中枢神経症状（めまい，片麻痺，意識障害）．

3．診断
①血清単クローン性IgMの高値が特徴的で，尿中ベンス ジョーンズ蛋白も陽性となることがある．血清蛋白免疫電気泳動でIgMのM-bowがみられる．
②病状が進むと貧血，血小板減少も呈する．
③リンパ節や骨髄に小リンパ球ないし形質細胞様リンパ球の浸潤をみる．

4．治療
①身体症状や血球減少がある例では，輸血など対症療法のほか，化学療法や抗CD20抗体リツキシマブ療法が行われる．
②造血幹細胞移植．

G 血小板減少症

学習の目標
- [ ] 特発性血小板減少性紫斑病（ITP）
- [ ] 血栓性血小板減少性紫斑病（TTP）

特発性血小板減少性紫斑病（ITP）

1．原因
血小板に対する自己抗体が結合した血小板が，主に脾臓により除去され血小板が減少する．

急性型は小児に多く，6カ月以内にほとんど治癒する．慢性型は成人女性に多く，完全には治りにくい．免疫性血小板減少症（immune thrombocytopenia）の略としての「ITP」が用いられるようになってきている．

2．症状
① 点状出血，粘膜出血などの出血傾向．
② 出血に伴う貧血．
③ 脾腫（軽度）．

3．診断
① 血小板減少．
② 巨核球増加ないし正常．
③ 血小板関連IgG（PAIgG）高値．

4．治療
① 副腎皮質ステロイドなど免疫抑制療法．
② ヘリコバクター・ピロリ菌陽性例では除菌療法．
③ 摘脾．
④ トロンボポエチン受容体作動薬．
⑤ γ-グロブリン大量療法（素早く一過性に血小板数上昇）．
⑥ 消化管出血，脳出血など重篤な出血症状には，血小板輸血．

血栓性血小板減少性紫斑病（TTP）

1．原因
VWF分解酵素（ADAMTS13）活性の低下（自己抗体や先天性欠損などによる）．主に成人に発症．
微小血管障害性溶血性貧血の一つ．

2．症状
①貧血．
②精神神経症状．
③腎障害．
④発熱．

3．診断
①血小板減少．
②腎機能障害．
③溶血性貧血．
④破砕赤血球出現．
⑤ADAMTS13活性の著減（10％未満）．
⑥後天性が大部分であるが，ADAMTS13インヒビターが検出．
⑦凝固系異常がない点がDICと異なる．

4．治療
①血漿交換．
②ADAMTS13インヒビターが検出されれば，副腎皮質ステロイドなど免疫抑制療法．

 リツキシマブ

抗CD20抗体薬．CD20陽性Bリンパ球系腫瘍の治療に，化学療法と併用（非ホジキンB細胞性リンパ腫に対する治療の基本メニューがR-CHOP），ないし単独で点滴投与される．抗腫瘍薬の先駆けとなった薬剤であるが，最近はITPやTTPなど自己免疫疾患の治療にも使用される．

H 先天性出血性疾患

学習の目標
- 血友病
- von Willebrand（フォン ヴィレブランド）病（VWD）

血友病A，血友病B

1．原因
先天性は，X染色体上にある凝固Ⅷ因子ないしⅨ因子の遺伝子異常によるので，患者の大部分が男性となる伴性劣性（潜性）遺伝形式をとる．女性はホモ接合体であれば血友病となるが，ヘテロでは保因者となる．
① 凝固Ⅷ因子の活性が遺伝的，先天的に欠乏して出血性素因を生ずる疾患を血友病Aとよぶ．
② 凝固Ⅸ因子の場合を血友病Bとよぶ．
③ 自己抗体によるものは，後天性血友病とよぶ．

2．症状
① 出血症状：中等症，重症では関節内出血が特徴的．抜歯，外傷時止血困難など．
② 血友病性偽腫瘍：血腫による．

3．診断
① APTT延長．
② PT，フィブリノゲン，血小板数，出血時間，毛細血管抵抗：正常．
③ Ⅷ因子活性ないしⅨ因子活性低下．
④ インヒビター保有例ではⅧ因子インヒビターないしⅨ因子インヒビター陽性．

4．治療
① 遺伝子組換えないし血漿由来の凝固因子製剤の補充輸注．
② 補助的に抗プラスミン薬トラネキサム酸を経口ないし静注投与．
③ インヒビター保有先天性血友病や自己抗体産生による後天性血友病の止血では，バイパス製剤による止血．
④ 後天性血友病では副腎皮質ステロイドなど免疫抑制療法．

von Willebrand病（VWD）

1．原因
①いくつかの型に分けられるが，約70％は1型で抗原，活性とも低下する．
②大部分がvon Willebrand因子遺伝子異常による常染色体優性（顕性）遺伝．
③自己抗体によるものは，後天性von Willebrand病とよぶ．

2．症状
出血症状：鼻出血，紫斑，抜歯時止血困難が多い．

3．診断
①血小板数正常．
②出血時間延長．
③PT正常，APTT正常または延長．
④von Willebrand因子（VWF）活性，抗原量の低下．
⑤血小板凝集能：リストセチンを添加した場合に不良．

4．治療
VWFを含んだⅧ因子濃縮製剤輸注．

I 後天性出血性疾患

学習の目標
- [ ] 播種性血管内凝固（DIC）
- [ ] 血管性紫斑
- [ ] ビタミンK欠乏症
- [ ] アレルギー性紫斑病

播種性血管内凝固（DIC）

1．原因
①感染症や悪性腫瘍など重篤な疾患，産科疾患，大手術，ショックにより生ずる．
②組織因子が血管内で異常発現したり，血管内に流入し，血管内で異常な血液凝固亢進が起こり，二次線溶も亢進する．血小板と凝固因子の消費により出血傾向をきたす．

2．症状
① 出血傾向．
② 血栓による臓器障害．
③ 基礎疾患による症状．

3．診断
① 血小板減少．
② フィブリン分解産物（FDP，D-ダイマー）上昇．
③ フィブリノゲン減少．
④ PT・APTT延長．
⑤ アンチトロンビン減少．
⑥ トロンビン-アンチトロンビン複合体（TAT），プラスミン-プラスミンインヒビター複合体（PIC）上昇．

4．治療
① 基礎疾患の治療．
② 低分子ヘパリン，蛋白分解酵素阻害薬，遺伝子組換えトロンボモジュリンなどの抗凝固薬．
③ 血小板，凝固因子欠乏に対し血小板濃厚液や凍結血漿などの補充療法．

2 ビタミンK欠乏症

1．原因
ビタミンK欠乏により，活性のあるビタミンK依存性凝固因子（Ⅱ，Ⅶ，Ⅸ，Ⅹ）の産生障害が起きた結果出血傾向が生じる．緑黄色野菜や納豆に多く含まれるビタミンKの摂取不足や，抗生物質長期使用による腸内細菌叢の変化で腸内細菌によるビタミン産生が減った場合，腸管での吸収障害などが原因となる．血栓予防のための抗凝固薬ワルファリン投与時は，肝臓でのビタミンK作用阻害により，ビタミンK欠乏状態が人為的にもたらされている．ビタミンK欠乏では，抗凝固因子プロテインC，プロテインS活性も低下するが，相対的には抗凝固，出血傾向となる．

2．症状
出血傾向：歯肉出血，鼻出血，紫斑，消化管出血など．

3．診断
① PT延長．

②PIVKA-II（活性のないプロトロンビン）の出現．
③ビタミンK依存性凝固因子（II，VII，IX，X）活性低下．

4．治療
ビタミンK補充．

3 アレルギー性紫斑病（Schönlein-Henoch紫斑病）

1．原因
　血管の異常が原因で止血異常をきたす疾患または病態を，血管性紫斑という．先天性の疾患として遺伝性出血性末梢血管拡張症，後天性の疾患として老人性紫斑病，アレルギー性紫斑病〔Schönlein-Henoch（シェーンライン・ヘノッホ）紫斑病〕などがある．

　アレルギー性紫斑病では，細小血管のアレルギー性血管炎により血管透過性が亢進．

2．症状
①皮下や粘膜に出血し，点状出血（通常は直径2 mm以下），斑状出血などの紫斑をきたす．
②アレルギー性紫斑病では下血，腹痛，関節痛を伴うことがある．

3．診断
①検査では凝固・血小板系に異常がなく，除外診断を行う．毛細血管抵抗試験では異常が出ることがある．
②血管生検による病理所見で診断される．

4．治療
血管強化薬，副腎皮質ステロイド．

凝固XIII因子欠損症
原因不明の出血傾向を示す病態に凝固XIII因子欠損症がある．先天性や自己抗体などによる後天性があるが，止血スクリーニング検査，PT，APTT，フィブリノゲン，出血時間で異常を示さないので注意が必要である（国試にも出題あり）．XIII因子抗原量，活性の測定により診断される．

J その他

学習の目標
- 血球貪食症候群（HPS）

1 血球貪食症候群 (hemophagocytic syndrome；HPS)

1．原因
マクロファージが血球を貪食して汎血球減少を起こす重篤な病態．遺伝性もあるが，多くは続発性でウイルス感染症や悪性リンパ腫などによってサイトカインが異常に産生され，サイトカインによってマクロファージが活性化されて自己の血球を貪食して発症．予後は不良のことが多い．

2．症状
高熱が続き，肝・脾腫，リンパ節腫脹を認める．

3．診断
①臨床症状：高熱持続．
②身体所見：肝・脾腫，リンパ節腫脹．
③血液検査：汎血球減少．
④血液生化学検査：血清ビリルビン高値，肝機能異常，高トリグリセライド血症．LD，フェリチン，可溶性IL-2受容体が増加．
⑤DIC合併．
⑥骨髄検査：赤血球，白血球，血小板を貪食したマクロファージを認める．

4．治療
①悪性リンパ腫などの基礎疾患の治療を行い，感染症や血小板減少に対しては抗菌薬投与，血小板輸血などの対症療法．
②高サイトカイン血症是正のための免疫抑制療法．
③遺伝性では造血幹細胞移植．

セルフ・チェック

A 次の文章で正しいものに○，誤っているものに×をつけよ．

		○	×
1.	さじ状爪は鉄欠乏性貧血の特徴的症状である．	□	□
2.	鉄欠乏性貧血では血清鉄，総鉄結合能，不飽和鉄結合能のいずれも低下する．	□	□
3.	鉄欠乏性貧血は小球性貧血である．	□	□
4.	悪性貧血は大球性貧血である．	□	□
5.	悪性貧血はビタミンB_{12}欠乏による．	□	□
6.	サラセミアは小球性貧血である．	□	□
7.	自己免疫性溶血性貧血では直接Coombs試験陽性である．	□	□
8.	発作性夜間ヘモグロビン尿症ではCD55陽性赤血球が特徴的である．	□	□
9.	発作性夜間ヘモグロビン尿症では砂糖水試験は陰性である．	□	□
10.	慢性骨髄性白血病には脾腫がみられる．	□	□
11.	慢性骨髄性白血病ではフィラデルフィア染色体を認める．	□	□
12.	慢性骨髄性白血病では*BCR-ABL1*キメラ遺伝子を認める．	□	□
13.	悪性リンパ腫では発熱がみられる．	□	□
14.	骨髄腫ではベンス ジョーンズ蛋白が尿中にみられる．	□	□
15.	原発性マクログロブリン血症はIgM産生細胞の良性腫瘍である．	□	□
16.	特発性血小板減少性紫斑病の治療に摘脾が有効である．	□	□
17.	血友病は凝固Ⅶ・Ⅹ因子の活性異常により生ずる．	□	□
18.	von Willebrand病は常染色体性遺伝病である．	□	□
19.	播種性血管内凝固（DIC）には出血と塞栓症状が共存する．	□	□
20.	血球貪食症候群ではDICを併発しやすい．	□	□

A 1-○，2-×（総鉄結合能，不飽和鉄結合能は上昇），3-○，4-○，5-○，6-○，7-○，8-×（陰性），9-×（陽性），10-○，11-○，12-○，13-○，14-○，15-×（悪性），16-○，17-×（Ⅷ・Ⅸ因子），18-○，19-○，20-○

B

1. 正しいのはどれか．2つ選べ．
   - ① リウマトイド因子はIgMに対する自己抗体と考えられている．
   - ② ジゴキシンは血中薬物濃度モニタリングとして測定される．
   - ③ 貧血で最も発症頻度の高いのは巨赤芽球性貧血である．
   - ④ 成人T細胞白血病の原因病原体はレトロウイルスに属する．
   - ⑤ 網赤血球は骨髄での赤血球産生の指標にはならない．

2. 21歳の女性．末梢血液検査では，赤血球360万/μL，ヘモグロビン8.0g/dL，ヘマトクリット28％，白血球4,200/μL，血小板21万/μL，網赤血球1.5％であった．可能性の高い疾患（病態）はどれか．
   - ① 再生不良性貧血
   - ② 急性大量出血
   - ③ 腎性貧血
   - ④ 鉄欠乏性貧血
   - ⑤ 悪性貧血

3. 検査値が低下（減少）する組合せはどれか．
   - ① 原発性アルドステロン症 ── 血清ナトリウム
   - ② Basedow病 ── 血清T$_3$
   - ③ Cushing症候群 ── 血中コルチゾール
   - ④ 鉄欠乏性貧血 ── 血清フェリチン
   - ⑤ 褐色細胞腫 ── 尿中バニリルマンデル酸（VMA）

4. 適切でない組合せはどれか．
   - ① 小球性低色素性貧血 ── 鉄欠乏性貧血
   - ② ビリルビン尿 ── 溶血性貧血
   - ③ 大球性貧血 ── 悪性貧血
   - ④ フィラデルフィア染色体 ── 慢性骨髄性白血病
   - ⑤ フィブリン分解産物（FDP） ── 播種性血管内凝固症候群（DIC）

B 1-①と④（①変性IgG．③鉄欠乏性貧血．⑤網赤血球は骨髄造血能を鋭敏に反映），2-④（MCV≒78fL，MCHC≒28.6％と小球性低色素性貧血．鉄欠乏性貧血が代表的．①②③は正球性正色素性貧血，⑤は大球性低色素性貧血），3-④，4-②（間接ビリルビンは尿に出ない）

5．正しい組合せはどれか．**2つ選べ**．
- □ ① 甲状腺機能亢進症 ─────── 血清コレステロール低下
- □ ② 溶血性貧血 ────────── 尿中ウロビリノゲン陰性
- □ ③ 副腎性器症候群 ──────── 尿中17-KS減少
- □ ④ 再生不良性貧血 ──────── 血清鉄減少
- □ ⑤ 全身性エリテマトーデス ── 白血球数減少

6．疾患と血液検査成績で正しい組合せはどれか．
- □ ① 重症筋無力症 ───────── クレアチンキナーゼ上昇
- □ ② 有機リン中毒 ───────── コリンエステラーゼ上昇
- □ ③ 巨赤芽球性貧血 ──────── 乳酸デヒドロゲナーゼ上昇
- □ ④ 原発性アルドステロン症 ── カリウム上昇
- □ ⑤ 急性糸球体腎炎 ──────── 補体価上昇

7．正しい組合せはどれか．**2つ選べ**．
- □ ① 閉塞性黄疸 ────────── γ-GT高値
- □ ② 進行性筋ジストロフィ ──── クレアチンキナーゼ(CK)低値
- □ ③ 悪性貧血 ─────────── LD_1高値
- □ ④ 血友病A ─────────── 出血時間延長
- □ ⑤ 粘液水腫 ─────────── T_3高値

8．正しい組合せはどれか．**2つ選べ**．
- □ ① 膵がん ────────── タール便
- □ ② 狭心症 ────────── 頭　痛
- □ ③ 溶血性貧血 ───────── 黄　疸
- □ ④ 脳脊髄膜炎 ───────── 嘔　吐
- □ ⑤ 甲状腺機能低下症 ────── 頻　脈

5-①と⑤(②溶血性貧血では尿中ウロビリノゲン陽性化．③副腎性器症候群では尿中17-KS増加，17-OHCS減少．④再生不良性貧血では血清鉄増加)，6-③(巨赤芽球性貧血の原因はVB_{12}欠乏，葉酸欠乏など．悪性貧血が代表的でLD_1，LD_2上昇)，7-①と③(②CK高値，④出血時間は正常，⑤T_3低値)，8-③と④(①タール便(下血)は上部消化管からの出血で出現．②狭心症では胸痛．④脳脊髄膜炎では発熱，頭痛，嘔吐など髄膜刺激症状出現．⑤甲状腺機能低下症の心循環系症状として，心拡大，徐脈，心膜液貯留など)

9. 慢性骨髄性白血病（CML，急性転化を含まない）でみられるのはどれか．**2つ選べ．**
- □ ① 白血病裂孔の存在
- □ ② 脾　腫
- □ ③ 好中球ALPの上昇
- □ ④ 好塩基球の増加
- □ ⑤ 出血傾向

10. 血清総蛋白量が高値で，A/G比の低下を示すのはどれか．
- □ ① 重症脱水症
- □ ② 蛋白漏出性胃腸症
- □ ③ ネフローゼ症候群
- □ ④ 多発性骨髄腫
- □ ⑤ 家族性高脂血症

11. 70歳の男性．血清蛋白分画パターンを示す．この患者で予想される検査所見はどれか．

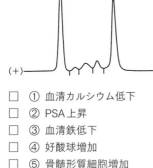

- □ ① 血清カルシウム低下
- □ ② PSA上昇
- □ ③ 血清鉄低下
- □ ④ 好酸球増加
- □ ⑤ 骨髄形質細胞増加

9-②と④，10-④（①総蛋白およびアルブミン上昇に伴うA/G比上昇．②③総蛋白低下．④骨髄腫細胞が産生するM蛋白が血中に増加し，総蛋白上昇，A/G比低下．⑤蛋白量は無関係），11-⑤（γ-グロブリンの著しい増加があり，骨髄形質細胞性腫瘍（多発性骨髄腫，マクログロブリン血症など）にみられる）

12．血友病について正しいのはどれか．
- □ ① 一種の腫瘍である．
- □ ② ビタミン欠乏による疾患である．
- □ ③ 血液凝固因子の異常が原因である．
- □ ④ 内分泌障害が原因である．
- □ ⑤ 糖代謝異常が原因である．

13．3歳の男児．繰り返す鼻出血を主訴に来院した．血小板数23万/μL，出血時間（Duke法）15分，PT 10.8秒（対照10.9秒），APTT 48.6秒（対照28.8秒）であった．その後の検査で予想される所見はどれか．
- □ ① 血餅収縮の低下
- □ ② 巨大血小板出現
- □ ③ フィブリノゲン低下
- □ ④ ADPによる血小板凝集低下
- □ ⑤ リストセチンによる血小板凝集低下

14．播種性血管内凝固症候群（DIC）の原因疾患として考えられるのはどれか．2つ選べ．
- □ ① 転移を伴ったがん
- □ ② 血友病A
- □ ③ 急性ポルフィリン尿症
- □ ④ 悪性貧血
- □ ⑤ 急性前骨髄球性白血病

12-③，13-⑤（出血性素因が疑われ，血小板数が基準範囲で出血時間とAPTTの延長があれば，VWF欠乏により，Ⅷ因子が不安定になり活性低下．VWFは血小板粘着にかかわる因子で，活性，抗原量を測定して診断．リストセチンによる血小板凝集低下はVWD，Bernard-Soulier症候群），14-①と⑤（原因疾患は，転移性がん，白血病（特に急性前骨髄球性白血病），敗血症（特にグラム陰性桿菌），広範囲な外傷，火傷，不適合輸血など）

8 内分泌疾患

A 下垂体疾患

学習の目標
- 先端巨大症
- 下垂体性巨人症
- 成長ホルモン（GH）
- ADH不適合分泌症候群（SIADH）
- 抗利尿ホルモン（ADH）
- アルギニンバソプレシン（AVP）
- 高プロラクチン血症
- 無月経・乳汁漏出症候群
- 下垂体機能低下症
- Sheehan（シーハン）症候群
- 尿崩症
- 成長ホルモン分泌不全性低身長症（下垂体性小人症）

 ### 先端巨大症・巨人症

1．原因
下垂体から成長ホルモン（GH）が過剰分泌される．大部分が下垂体腺腫による．骨の成長停止前に発症すると巨人症，停止後に発症すると先端巨大症．

2．症状
①巨人または末端肥大．
②巨大舌．
③頭痛，視力障害，視野狭窄：腫瘍による圧迫．
④基礎代謝亢進：発汗過多．
⑤高血圧．
⑥耐糖能異常．
⑦月経異常．

3．診断
①X線：トルコ鞍拡大と破壊，前頭洞拡大，下顎突出，指趾末節骨肥大変形．
②MRI：下垂体腫瘍陰影．MRIで等信号からやや高信号の腫瘍像．
③血中GH，インスリン様成長促進因子-Ⅰ（IGF-Ⅰ．GHの作用に

より肝臓でつくられ，GHより半減期が長い）：高値．

4．治療
①手術（経蝶形骨洞下垂体腫瘍摘出術）．
②放射線療法．
③薬物療法：ソマトスタチン誘導体，GH受容体拮抗薬など．

ADH不適合分泌症候群（SIADH）

1．原因
血漿浸透圧に比して抗利尿ホルモン（ADH）〔アルギニンバソプレシン（AVP）〕が不適切に分泌亢進しており，水が過剰に体内に貯留する病態．低Na血症と脳浮腫を起こす．低Na血症にもかかわらず尿中へのNa排泄が続き，浮腫は生じない．肺小細胞がんなどの異所性ADH産生腫瘍のほか，中枢神経系や肺の病変によるADH分泌調節機構障害が原因となる．ビンクリスチンなどの薬剤性もある．

2．症状
倦怠感，痙攣，意識レベルの低下など脳浮腫による神経症状．

3．診断
①低Na血症（135 mEq/L未満），低浸透圧血症（280 mOsm/kg未満）．
②尿浸透圧：300 mOsm/kg以上．
③尿中Na排泄：20 mEq/日以上．
④腎・副腎皮質機能正常．
⑤血漿ADH値測定可能（測定感度以上）．

4．治療
①基礎疾患治療．
②水制限．
③デメクロサイクリン投与（ADHに対する腎感受性低下作用）．

高プロラクチン血症

1．原因
下垂体前葉からのプロラクチン（PRL）分泌が過剰で，血中のPRLが増加した病態．性腺機能低下症が現れる．女性では無月経・乳汁漏出を伴うことが多く，無月経・乳汁漏出症候群ともよばれる．薬物（降圧薬，抗潰瘍薬，向精神薬，経口避妊薬など），PRL産生下垂体腺

腫（プロラクチノーマ），視床下部・下垂体茎を障害する種々の疾患，原発性甲状腺機能低下症，慢性腎不全などにより発症．

2．症状
①女性では月経不順・無月経，乳汁漏出，不妊など．
②男性では性欲低下，勃起障害，頭痛，視力・視野障害など．

3．診断
①上記臨床症状．
②内分泌検査：PRL基礎値が高値（安静状態で複数回測定して20ng/mL以上）．
③画像検査：下垂体CT・MRIで，下垂体腺腫．ガドリニウム（Gd）造影MRIではT1強調画像で低信号．

4．治療
①薬剤が原因の場合には原因薬剤を中止．原因・基礎疾患に対する治療．
②プロラクチノーマには薬物療法が主体で，状態に応じて外科手術療法．

4 下垂体機能低下症

1．原因
　下垂体前葉ホルモンの分泌障害による．その原因として，視床下部あるいは下垂体の器質的病変，腫瘍，血管障害（分娩後，糖尿病性），炎症，外傷．とくに分娩時に大量出血した際に下垂体壊死が起こり，多くのホルモン分泌が障害される病態をSheehan（シーハン）症候群とよぶ．

2．症状
①ACTH（副腎皮質刺激ホルモン）減少：全身倦怠感，易疲労性，筋力低下，低血圧．
②TSH（甲状腺刺激ホルモン）減少：浮腫状顔貌，不活発，耐寒性低下，皮膚乾燥，徐脈，脱毛．
③GH（成長ホルモン）減少：小児の発育障害，低血糖，成人では易疲労感，低血糖．
④FSH（卵胞刺激ホルモン）・LH（黄体ホルモン）の減少：小児で性成熟障害，成人男子で性欲低下，恥毛脱落，睾丸萎縮，成人女子で月経異常，乳房萎縮，内外性器の萎縮．

⑤プロラクチンの減少：産褥期の乳汁分泌障害．
3．診断
　①内分泌検査：下垂体前葉ホルモンおよびその下位内分泌臓器の甲状腺ホルモン，副腎皮質ホルモン，性ホルモンの低下．
　②X線：トルコ鞍異常．
　③CT，MRI：下垂体腫瘍の検出．
　④眼科的検査：眼底・視野の検査．
4．治療
　①腫瘍に対し外科手術，放射線療法．
　②分泌障害に対しホルモンの補充．

5 尿崩症

1．原因
　中枢性尿崩症は，抗利尿ホルモン（ADH）であるアルギニンバソプレシン（AVP）の分泌障害により多尿を生じる．特発性，家族性，続発性（胚細胞腫，頭蓋咽頭腫などの脳腫瘍，リンパ球性漏斗下垂体後葉炎，サルコイドーシス，血管障害に起因）がある．腎性尿崩症はAVPの作用障害．
2．症状
　①多尿．1日尿量3L以上．
　②口渇，多飲．
　③口腔内乾燥，体重減少．
3．診断
　①ナトリウム，浸透圧軽度高値．
　②尿検査：尿量多い，低張尿で，300mOsm/kg以下の低浸透圧尿．
　③デスモプレシン（DDAVP）試験：中枢性では尿量減少，尿浸透圧増加．
　④水制限試験では尿量が減少せず，尿浸透圧も上昇しない．
　⑤MRI：中枢性ではT1強調像で下垂体後葉高信号消失．続発性で腫瘍像など．
4．治療
　①続発性：原因疾患に対する治療．
　②薬物療法：AVPアナログのデスモプレシン（DDAVP）点鼻薬．

6 成長ホルモン分泌不全性低身長症（下垂体性小人症）

1．原因
成長ホルモン（GH）の分泌低下による成長障害．大部分が特発性，10％ほどが続発性（頭蓋咽頭腫，胚細胞腫，下垂体腺腫）．

2．症状
①低身長．
②その他の下垂体前葉機能低下症状：ゴナドトロピン欠乏で性成熟が障害される．ACTH，TSH分泌障害では副腎皮質機能低下症，甲状腺機能低下症を生じる．

3．診断
①血中GH低下，GH分泌低下：インスリン，アルギニン，L-DOPA負荷などで増加反応不良．
②その他の下垂体前葉および下位内分泌器官機能検査：GH単独欠損症では異常はないが，それ以外では異常を伴っていることが多い．
③画像検査：骨年齢の遅延，続発性のものでは頭部単純X線，頭部CT，MRIの検査が必要．

4．治療
①ヒトGHの補充療法．
②欠損を伴う他ホルモンの補充療法．

副甲状腺機能亢進症

原発性副甲状腺機能亢進症では，高Ca血症，低P血症がみられることを問う問題が国試でくり返し出題されている．慢性腎不全時には尿中へのPの排泄が低下して高P血症となり，$[Ca^{2+}] \times [PO_4]$が一定であることを維持しようと血清Caが低下するため，続発性に副甲状腺機能が亢進して骨吸収が亢進し，Caを正常に保とうとする．

B 甲状腺疾患

学習の目標
- [ ] 甲状腺機能亢進症
- [ ] Basedow（バセドウ）病
- [ ] 甲状腺ホルモン（FT_3・FT_4）
- [ ] 甲状腺刺激ホルモン（TSH）
- [ ] 甲状腺機能低下症
- [ ] 粘液水腫
- [ ] クレチン病
- [ ] 慢性甲状腺炎
- [ ] 橋本病
- [ ] 甲状腺がん
- [ ] 乳頭腺がん
- [ ] 髄様がん

1 甲状腺機能亢進症

1．原因
　甲状腺から過剰に分泌された甲状腺ホルモンにより中毒症状を呈する．80％以上はBasedow（バセドウ）病〔英語圏ではGraves（グレーブス）病ともいう〕で，抗TSH受容体抗体により，甲状腺が過剰刺激される．30～40歳代女性に多い（男女比1：7）．Plummer（プランマー）病など，腺腫によるものもある．

2．症状
①動悸，易疲労性，発汗過多，体重減少，微熱，手指振戦．
②神経質，情緒不安定，頭痛，食欲亢進，下痢．
③甲状腺腫，頻脈．
④眼球突出，複視．
⑤筋力低下，周期性四肢麻痺（発作中にK低下）．

3．診断
①血中甲状腺ホルモン（FT_3・FT_4）高値．
②血中TSH低値．
③抗TSH受容体抗体陽性．Plummer病など腺腫によるものもあるが，それらは抗TSH受容体抗体陰性．
④抗ミクロソーム抗体（抗甲状腺ペルオキシダーゼ抗体），抗サイログロブリン抗体陽性．
⑤甲状腺エコー：びまん性腫大．
⑥総コレステロール低下，ALP高値．

⑦心電図：洞頻脈，期外収縮，心房細動，心房粗動．
⑧^{123}I，^{99m}Tc摂取率：著明な上昇．

4．治療
①大部分は抗甲状腺薬．
②放射性ヨード．
③甲状腺亜全摘．

甲状腺機能低下症

1．原因
　甲状腺ホルモンの分泌障害により全身の代謝が不活発となる．粘液水腫（圧痕を残さない浮腫の意味．成人に起こる）とクレチン症（先天性）がある．原因としては甲状腺性〔慢性甲状腺炎（橋本病）が最多，放射性ヨード療法，甲状腺手術，X線照射による〕，その他中枢性（下垂体性，視床下部性）．

2．症状
①全身倦怠感，易疲労性，寒がり，嗄声．
②精神活動低下，傾眠傾向．
③徐脈，低血圧．
④腹部膨満，便秘．
⑤皮膚乾燥，下肢の硬い非圧痕性浮腫，筋力低下．
⑥浮腫状顔貌，口唇と舌の肥大，脱毛．

3．診断
①甲状腺機能検査：血中FT$_4$，基礎代謝率低下．
②血中TSH増加．低値なら中枢性．
③抗ミクロソーム抗体（抗甲状腺ペルオキシダーゼ抗体），抗サイログロブリン抗体陽性．
④TRH（甲状腺刺激ホルモン放出ホルモン）試験：下垂体性ではTSH上昇なし．視床下部性で上昇．
⑤血液検査：正球性貧血．
⑥血液生化学検査：総コレステロール，CK高値．軽度肝機能異常．
⑦心電図：洞徐脈，低電位差．
⑧胸部X線：心拡大．
⑨甲状腺エコー：橋本病では内部エコーレベルの低下を伴う不均質なエコー像のびまん性甲状腺腫．

4．治療
甲状腺ホルモン製剤内服．

慢性甲状腺炎（橋本病）

1．原因
甲状腺に対する自己免疫が原因となって甲状腺組織が破壊され，慢性に経過する炎症性甲状腺疾患．男女比は1：20，加齢とともに増加する．甲状腺機能低下症の原因では最多．

2．症状
①甲状腺腫（びまん性で弾性硬）．
②亜急性増加を示す場合：動悸，頻脈，発汗，手指振戦，体重減少．
③機能低下を示す場合：易疲労性，眠気，徐脈，硬い浮腫．

3．診断
①甲状腺機能検査：正常が多い．徐々に低下する．
②抗ミクロソーム抗体（抗甲状腺ペルオキシダーゼ抗体），抗サイログロブリン抗体陽性．
③γ-グロブリン増加．
④甲状腺エコー：内部エコーレベルの低下を伴う不均質なエコー像のびまん性甲状腺腫．
⑤組織診：リンパ球浸潤により甲状腺濾胞細胞破壊．

4．治療
①甲状腺機能が正常のものは無処置．
②甲状腺機能低下例では甲状腺ホルモン製剤内服．

甲状腺がん

1．原因
濾胞上皮細胞由来の乳頭がん，濾胞がん，低分化がん，未分化がんと，傍濾胞上皮細胞（C細胞）由来の髄様がんがある．放射線被曝や遺伝的要因の関与が一部で考えられている．遺伝子異常（乳頭がんでは小児の*RET-PTC*キメラ遺伝子と成人の*BRAP*の変異）も指摘されている．頻度は乳頭がんが90％と最も多い．分化がんは予後が良好で，未分化がんは最も悪い．

2．症状
前頸部に腫瘤を触れ，転移すると転移部の症状が出現．

3．診断
確定診断は，穿刺吸引細胞診によりがん細胞を同定することであるが，各がんで検査上の特徴もある．
 ①乳頭がん：血中サイログロブリン上昇．
 ②濾胞がん：血中サイログロブリンが著明な高値となることがある．
 ③髄様がん：MEN2（多発性内分泌腫瘍症2型）の部分症のことがある．血中カルシトニン，CEAが高値．

4．治療
 ①手術が第一選択．甲状腺の摘出（全摘あるいは亜全摘）．
 ②化学療法や放射線療法を併用することもある．

C 副甲状腺疾患

学習の目標
- [ ] 副甲状腺機能亢進症
- [ ] 副甲状腺機能低下症

1 副甲状腺機能亢進症

1．原因
 ①副甲状腺ホルモン（PTH）が過剰に分泌される．PTHには骨からのCa動員，腎臓でのCa再吸収，小腸からのCa吸収促進作用がある．
 ②原発性〔副甲状腺の腫瘤（80％），過形成，がんによる血清Ca増加〕では，一部でPTH遺伝子プロモータ異常が確認されている．続発性（慢性腎不全，妊娠による血清Ca減少）．

2．症状
 ①食欲不振，悪心，嘔吐，多尿，口渇，多飲（高Ca血症による）．
 ②全身の骨関節痛，病的骨折，骨変形，腎結石．
 ③筋力低下．
 ④消化性潰瘍，慢性膵炎の合併．
 ⑤抑うつ，意識混濁．

3．診断
（1）原発性
①高Ca血症，低P血症，高ALP血症．
②血中副甲状腺ホルモン上昇．
③頸部画像検査：エコー（低エコー）．CT，MRI，テクネシウムを用いたシンチグラム（腫瘍検出）．
④骨X線：骨膜下吸収像，骨量低下．
（2）続発性
①血清Ca：低下ないし正常．高P血症，高ALP血症．
②血中PTH上昇．

4．治療
（1）原発性
副甲状腺腫の摘出または過形成の亜全摘．
（2）続発性
①骨軟化症を示す場合：活性型ビタミンD_3，リン吸着薬炭酸カルシウム投与．
②結節性過形成を示す場合：副甲状腺の亜全摘．

2 副甲状腺機能低下症

1．原因
①副甲状腺ホルモン（PTH）の欠乏（特発性，続発性），または作用が低下（偽性）した疾患．
②続発性（甲状腺手術，甲状腺X線照射）が多い，特発性，偽性（先天性）．

2．症状
低Ca血症による症状：
①テタニー：四肢痙攣から全身痙攣に至る．Trousseau（トルソー）徴候（前腕に駆血帯をして加圧すると手の痙攣が誘発される）．
②知覚異常．
③易興奮性，不安．

3．診断
①低Ca血症，高P血症．
②P尿細管再吸収率上昇．
③心電図：QTc延長．

④血中PTH：低値．偽性では高値．
4．治療
①活性型ビタミンD_3（血清Caを上昇させる）．
②Ca製剤．

D 副腎疾患

学習の目標

- 褐色細胞腫
- 神経芽腫
- 副腎皮質機能亢進症
- Cushing（クッシング）症候群
- 17-OHCS
- 17-KS
- 副腎皮質機能低下症
- Addison（アジソン）病
- 副腎皮質刺激ホルモン（ACTH）
- 原発性アルドステロン症
- 血漿レニン活性
- 副腎性器症候群
- 21-ヒドロキシラーゼ（水酸化酵素）欠損症

1 褐色細胞腫

1．原因
①副腎髄質細胞，傍神経節細胞などクロム親和性細胞から発生する腫瘍．
②カテコールアミンが産生，分泌され臨床症状を呈する．
2．症状
①発作性高血圧，頭痛，発汗過多，動悸．
②嘔気，振戦，疲労感，胸痛，不安感，体重減少．
3．診断
①尿中カテコールアミンと代謝産物〔メタネフリン，ノルメタネフリン，バニリルマンデル酸（VMA）〕増加．
②血中カテコールアミンと代謝産物増加．
③白血球増多．
④血糖上昇．
⑤CT，MRI（T2強調画像で高信号），^{123}I-meta-iodobenzylguani-

dine(^{123}I-MIBG，クロム親和性細胞に特異的に取り込まれる）シンチグラフィ：副腎腫瘍の検出．

4．治療
①腫瘍摘除．
②降圧薬投与．

神経芽腫

1．原因
交感神経由来で，主に胎生期から新生児期に副腎髄質や交感神経節に原発するものが多い．カテコールアミンおよび各種の生理活性物質が過剰に産生される．小児悪性腫瘍では脳腫瘍に次いで多い．

2．症状
①腹部腫瘤による腹部膨満．
②骨痛や骨髄造血障害など転移巣の症状．

3．診断
①内分泌検査：尿中カテコールアミンおよび代謝産物〔ノルメタネフリン，VMA，ドパミン代謝産物ホモバニリン酸（HVA）〕が上昇．尿中VMA，HVAはバナナや柑橘類，バニラ含有食品摂取により高値となることがあり，注意．
②腫瘍マーカー：血中NSE，CEAの上昇を認めることが多い．
③画像：腹部，胸部，頭頸部CT・MRI，副腎シンチグラフィ（^{123}I-MIBG）で腫瘍を証明．
④腫瘍生検．

4．治療
腫瘍摘出術．

副腎皮質機能亢進症（Cushing症候群）

1．原因
①副腎皮質ホルモンのうちグルココルチコイド（コルチゾール）の分泌過剰による．
②下垂体腫瘍によるものはCushing（クッシング）病で，40％ほど．
③副腎皮質腫瘍50％（大部分が腺腫，まれにがん）．そのほか，副腎皮質過形成，異所性ACTH産生腫瘍．

2．症状
① 満月様顔貌(moon face)，多血症，水牛様肩甲部脂肪沈着(buffalo hump)，中心性肥満，多毛，皮膚線条，皮下出血．
② 高血圧．
③ 骨粗鬆症，骨折．
④ 無月経．
⑤ 易疲労性，筋力低下．
⑥ 不眠，うつなどの精神症状．

3．診断
① 血中コルチゾール増加．
② 尿中コルチゾール，尿中17-OHCS，17-KS増加．
③ デキサメタゾン抑制試験：低用量で抑制なし．高用量ではCushing病のみが抑制あり．
④ 血中ACTH：副腎皮質腫瘍で低下，ACTH産生腫瘍で増加．
⑤ エコー，CT，MRI，副腎シンチグラム：副腎腫瘍，下垂体腫瘍の診断．
⑥ 白血球増多．
⑦ 低K血症と代謝性アルカローシス．
⑧ 血糖検査：耐糖能異常．
⑨ X線：骨粗鬆症，骨折．

4．治療
① 副腎皮質腫瘍：摘出．
② Cushing病：下垂体腫瘍摘出．

4 副腎皮質機能低下症(Addison病)

1．原因
原発性はAddison病ともよばれ，自己免疫性特発性副腎萎縮，副腎結核など副腎に病変があり，慢性に副腎皮質機能低下を生じる疾患．続発性は下垂体，視床下部からのACTH，副腎皮質刺激ホルモン放出ホルモンの分泌不全による．

2．症状
① 易疲労性，倦怠感．
② 色素沈着．
③ 低血圧．
④ 食欲不振，体重減少．

⑤低血糖.
⑥無気力, 不安感.
⑦腋毛, 恥毛の脱落, 無月経.

3. 診断
①原発性で血中ACTH増加.
②血中コルチゾール, アルドステロン, デヒドロエピアンドロステロンサルフェート (DHEA-S) 低値. 合成ACTH投与後に血中コルチゾール無反応.
③尿中17-OHCS, 17-KS低値.
④低Na血症, 高K血症.
⑤正色素性貧血, 好中球減少, 好酸球増加.
⑥心電図：高K血症の所見 (T波増高. PQ延長, QRS幅増大など).

4. 治療
副腎皮質ステロイド投与.

5 原発性アルドステロン症

1. 原因
副腎皮質球状層に病変があってアルドステロン分泌増加をきたす疾患. 過剰に分泌されたアルドステロンが腎臓の遠位尿細管および集合管に作用して, Na^+, HCO_3^-の再吸収亢進, K^+とH^+の排泄を促進し, その結果低カリウム性アルカローシスを伴う高血圧症を発症する. 高血圧症の0.5〜1％を占める. Conn (コン) 症候群ともよばれる. 副腎皮質の腫瘍 (腺腫, 過形成) が主で, レニン・アンギオテンシン系機能が抑制される.

2. 症状
①低K血症→脱力感, 四肢麻痺.
②循環血液量増加による多尿.
③高血圧 (内分泌性のもので最多).

3. 診断
①血清K低下. 代謝性アルカローシス.
②尿中K排泄増加.
③血中アルドステロン増加.
④心電図：低K血症を反映し, U波著明. 高血圧性変化としてST低下, T波平低など.

⑤血漿レニン活性低下.
⑥CT，MRI，副腎シンチグラム：腫瘍の診断.
4．治療
①副腎腫瘍摘出．②抗アルドステロン系利尿薬投与，K補給.

副腎性器症候群

1．原因
　副腎での男性ステロイドホルモン産生が過剰となり，男性化症状，性徴異常を主症状とする．21-ヒドロキシラーゼ（水酸化酵素）欠損症（先天性の95％）などステロイド代謝に関与する酵素の先天性欠損によりACTH過剰分泌が起こり，先天性副腎皮質過形成となったものと，後天性アンドロゲン産生副腎腫瘍によるものがある．

2．症状
　男性化症状（女児の多毛や陰核肥大など）や性徴異常（性早熟，無月経など）．

3．診断
①先天性では欠損酵素より上位のステロイドが過剰で下位のステロイドが欠乏．血中DHEA-S（副腎性アンドロゲンで分泌量が最も多く変動が少ないので有用）および尿中17-KSなど男性ステロイド増加．
②エコー，CT，MRI：後天性の腫瘍局在診断．

4．治療
①腫瘍は摘出．
②21-ヒドロキシラーゼ欠損症では副腎皮質ステロイド（グルココルチコイドおよびミネラルコルチコイド）補充療法．

 低K血症と代謝性アルカローシス

低K血症と代謝性アルカローシスは併発しやすい．たとえば，ミネラルコルチコイドであるアルドステロンは，腎尿細管でNa^+，HCO_3^-を再吸収し，K^+，H^+を排泄させる．アルドステロン分泌亢進があるとNa^+再吸収に伴う循環血液量増加で高血圧，またK^+排泄増加による低K血症が起こり，血中のHCO_3^-は増加し，H^+は低下して，代謝性アルカローシスとなる．逆に代謝性アルカローシスがあると血漿中のH^+の減少のため，主に細胞内からH^+が流出する．そのかわりにK^+が細胞内に取り込まれるため，低K血症を呈することが多くなる．

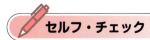

セルフ・チェック

A 次の文章で正しいものに○，誤っているものに×をつけよ．

1. 先端巨大症は成長ホルモンの分泌が減少している．
2. 先端巨大症で舌の肥大がみられる．
3. 先端巨大症でトルコ鞍拡大がみられる．
4. 下垂体前葉機能低下症ではACTHの減少がみられ，TSHの分泌過剰がみられる．
5. Sheehan症候群は分娩時大量出血後の視床下部壊死に起因する．
6. 中枢性尿崩症は抗利尿ホルモンの分泌過剰がみられる．
7. 中枢性尿崩症ではデスモプレシン試験で尿浸透圧増加，尿量減少がみられる．
8. 甲状腺機能亢進症で周期性四肢麻痺をみることがある．
9. 甲状腺機能亢進症でFT$_3$・FT$_4$は高値を示す．
10. 甲状腺機能低下症の一種にクレチン症がある．
11. 甲状腺機能低下症では頻脈がみられる．
12. 甲状腺機能低下症では血中TSHは増加する．
13. 慢性甲状腺炎では甲状腺機能は亢進していることが多い．
14. 慢性甲状腺炎で抗サイログロブリン抗体陽性となる．
15. 甲状腺がんのなかでは乳頭腺がんが最多である．
16. 甲状腺髄様がんはMEN2（多発性内分泌腫瘍症2型）の部分症のことがある．
17. 副甲状腺機能亢進症では十二指腸潰瘍や慢性膵炎を合併することが多い．
18. 原発性副甲状腺機能亢進症では低カルシウム血症を呈する．
19. 続発性副甲状腺機能亢進症では高リン血症を呈する．
20. 副甲状腺機能低下症ではテタニーを生じやすい．

A 1-×（過剰分泌），2-○，3-○，4-×（TSHも分泌減少），5-×（下垂体壊死），6-×（分泌減少），7-○，8-○，9-○，10-○，11-×（徐脈），12-○，13-×（正常ないし低下のことが多い），14-○，15-○，16-○，17-○，18-×（高カルシウム血症），19-○，20-○

21. Cushing症候群では血中コルチゾールが減少している． □ □
22. Cushing症候群では満月様顔貌が特徴的である． □ □
23. Cushing病の治療として下垂体腫瘍摘出が行われる． □ □
24. 原発性アルドステロン症の主な原因は副腎皮質の腫瘍である． □ □
25. 原発性アルドステロン症では高カリウム血症がみられる． □ □
26. 副腎性器症候群では血中DHEA-Sが減少する． □ □
27. 21-ヒドロキシラーゼ（水酸化酵素）欠損症は副腎性器症候群を起こす． □ □
28. Addison病では副腎皮質機能は亢進している． □ □
29. Addison病では血中ACTHが増加している． □ □
30. 褐色細胞腫では血中カテコールアミンも尿中カテコールアミンも増加している． □ □

B

1．誤っているのはどれか．
- □ ① Basedow病は甲状腺機能亢進症である．
- □ ② Cushing病は副腎皮質刺激ホルモンの過剰分泌で起こる．
- □ ③ 尿崩症は脳下垂体後葉ホルモンの過剰分泌で起こる．
- □ ④ Addison病は慢性の副腎皮質機能低下症である．
- □ ⑤ Sheehan症候群は下垂体前葉の機能不全である．

2．誤っているのはどれか．
- □ ① 尿崩症は脳下垂体前葉ホルモンの過剰分泌で起こる．
- □ ② 甲状腺機能亢進症では血清TSHが低値を示す．
- □ ③ 周期性四肢麻痺は血清カリウムの低値で見出されることが多い．
- □ ④ Cushing病はACTHの過剰分泌で起こる．
- □ ⑤ 先端巨大症は成長ホルモン分泌異常で起こる．

21-×（増加），22-○，23-○，24-○，25-×（低カリウム血症），26-×（増加），27-○，28-×（低下），29-○，30-○

B 1-③，2-①（尿崩症は脳下垂体後葉ホルモンである抗利尿ホルモン（ADH，バソプレシン）の分泌減少により起こる）

3．正しい組合せはどれか．
- ① 甲状腺機能低下症 ───── 血清コレステロール減少
- ② 原発性副甲状腺機能亢進症 ── 血清無機リン増加
- ③ Cushing症候群 ───── 血中コルチゾール減少
- ④ Addison病 ───── 尿カリウム排泄減少
- ⑤ 褐色細胞腫 ───── 血中カテコールアミン減少

4．甲状腺機能亢進症でみられるのはどれか．
- ① 黄　疸
- ② 全身浮腫
- ③ 頻　脈
- ④ 胸　水
- ⑤ 咳　嗽

5．血清コリンエステラーゼが増加し，血清総コレステロールが減少するのはどれか．
- ① 脂肪肝
- ② 有機リン中毒
- ③ ネフローゼ症候群
- ④ 肝硬変
- ⑤ 甲状腺機能亢進症

6．甲状腺疾患でないのはどれか．
- ① Behçet病
- ② 粘液水腫
- ③ 橋本病
- ④ クレチン症
- ⑤ Basedow病

3-④（④Addison病では，アルドステロンの欠乏により，遠位尿細管でのNa$^+$再吸収およびK$^+$，H$^+$の排泄が抑制される．その結果，尿中へのNa$^+$の排泄増加，高K血症がみられる．①増加，②減少，③増加，⑤増加），4-③（甲状腺機能亢進症の臨床症状の主なものは，頻脈，手指振戦，発汗過多，体重減少，精神不安定などである），5-⑤（コリンエステラーゼは，脂肪肝，ネフローゼ症候群，甲状腺機能亢進症などで高値．低コレステロール血症をきたす疾患として，甲状腺機能亢進症，慢性肝障害，白血病，多発性骨髄腫など），6-①

8 内分泌疾患

7．正しい組合せはどれか．
- ① 一酸化炭素中毒 ――――― ヘモグロビン減少
- ② 代謝性アシドーシス ―――― カリウム減少
- ③ 原発性アルドステロン症 ― ナトリウム減少
- ④ 甲状腺機能低下症 ――――― クレアチンキナーゼ（CK）上昇
- ⑤ 鉄欠乏性貧血 ――――――― フェリチン上昇

8．誤っている組合せはどれか．
- ① Cushing病 ――――――― メトピロン試験過剰反応
- ② 副甲状腺機能低下症 ―― 血清無機リン減少
- ③ クレチン症 ―――――― 血清サイロキシン減少
- ④ 橋本病 ―――――――― 抗ミクロソーム抗体陽性
- ⑤ 腎性尿崩症 ―――――― 低張尿

9．副腎機能低下によって起こるのはどれか．
- ① Addison病
- ② クレチン症
- ③ Basedow病
- ④ Sheehan症候群
- ⑤ Cushing病

10．誤っている組合せはどれか．
- ① 髄膜炎 ――――― 頸部硬直
- ② Basedow病 ――― 発　汗
- ③ 肝性昏睡 ―――― 羽ばたき振戦
- ④ 尿崩症 ――――― 多　尿
- ⑤ Addison病 ―― 満月様顔貌

7-④（①COはO₂よりHb親和性が高い．②代謝性アシドーシスでは高カリウム血症．③原発性アルドステロン症では低カリウム血症，高ナトリウム血症．⑤フェリチンは鉄欠乏性貧血で減少，再生不良性貧血で増加）．8-②（副甲状腺機能低下症ではパラトルモンの分泌能が低下するため，低Ca血症を引き起こし，高P血症となる）．9-①．10-⑤（⑤満月様顔貌はCushing症候群に特徴的．Addison病では全身の色素沈着，易疲労感，筋力低下，低血糖，低血圧，体重減少など）

11. 高血圧をきたすのはどれか．2つ選べ．
- ① Addison病
- ② クレチン症
- ③ 褐色細胞腫
- ④ 先端巨大症
- ⑤ 副甲状腺機能低下症

12. 正しい組合せはどれか．
- ① ガストリン ———————— 胆嚢がん
- ② VMA（バニリルマンデル酸）——— サルコイドーシス
- ③ カルシトニン ———————— 甲状腺がん
- ④ hCG（ヒト絨毛性ゴナドトロピン）—— 乳がん
- ⑤ ACTH（副腎皮質刺激ホルモン）—— カルチノイド症候群

13. 誤っている組合せはどれか．
- ① 痛　風 ———————— 血清尿酸増加
- ② Zollinger-Ellison症候群 —— 血清ガストリン増加
- ③ 特発性副甲状腺機能低下症 — 血清無機リン減少
- ④ 褐色細胞腫 ———————— 尿中カテコールアミン排泄増加
- ⑤ Addison病 ———————— 尿中17-OHCS排泄減少

14. 高血圧患者で，血清カリウム値が2.9mmol/Lであった．血清で高値を示すのはどれか．
- ① セロトニン
- ② アルドステロン
- ③ カテコールアミン
- ④ パラトルモン
- ⑤ 抗利尿ホルモン

11-③と④（③褐色細胞腫ではカテコールアミンにより，交感神経が刺激されて血管収縮，心拍出量増加，頻脈，高血圧．④先端巨大症では，成長ホルモン過剰により四肢の末端肥大，骨変形，糖代謝異常，高血圧）．12-③（③カルシトニン（25～50pg/mL）は，甲状腺髄様がんの時に高度上昇．①ガストリンは膵頭部や十二指腸の腫瘍で高値．②VMAは褐色細胞腫，神経芽腫，神経節細胞腫などで高値．④hCGは妊娠や胞状奇胎，絨毛がんで高値．⑤カルチノイド症候群では，5-HIAA（ヒドロキシインドール酢酸）の24時間尿中排泄量が高度増加）．13-③（③特発性副甲状腺機能低下症ではパラトルモン（PTH）の分泌不良により，テタニー，異常知覚．血清中カルシウム濃度とリン濃度との関係は反比例することが多い）．14-②（高血圧および低K血症を示し，かつ血清アルドステロンが高値となる原発性アルドステロン症が最も可能性が高い）

15. 正しい組合せはどれか．2つ選べ．
- ① テタニー ―――― パラトルモン（PTH）分泌増加
- ② 尿崩症 ――――― 抗利尿ホルモン（ADH）分泌増加
- ③ Basedow病 ―― 血清サイロキシン（T_4）値低下
- ④ Cushing病 ―― 副腎皮質刺激ホルモン（ACTH）分泌過剰
- ⑤ Addison病 ―― 尿中17-KS排泄低下

16. 高値を示す組合せはどれか．2つ選べ．
- ① アトピー性皮膚炎 ――――――― 血清IgE
- ② 悪性貧血 ―――――――――――― 血清ビタミンB_6
- ③ 原発性アルドステロン症 ――― 血清カリウム
- ④ ネフローゼ症候群 ――――――― 血清アルブミン
- ⑤ 褐色細胞腫 ―――――――――― 尿中VMA

17. 正しい組合せはどれか．
- ① Basedow病 ――――――― 血中TSH値上昇
- ② 褐色細胞腫 ―――――――― 尿中アルドステロン値上昇
- ③ Cushing病 ―――――――― 血中コルチゾール値低下
- ④ Addison病 ―――――――― 血中ACTH値上昇
- ⑤ ADH不適合分泌症候群 ―― 血中ADH値低下

15-④と⑤（①パラトルモンの分泌低下でテタニー症状が現れる．②尿崩症はADH分泌低下により起こる），16-①と⑤（③原発性アルドステロン症の重要な診断根拠は高血圧と低カリウム血症である），17-④（①低下，②正常，③上昇，⑤過剰分泌（上昇））

9 腎・尿路・男性生殖器疾患

A 糸球体腎炎

> **学習の目標**
> - □ 急性糸球体腎炎
> - □ A群β溶血性レンサ球菌
> - □ 慢性糸球体腎炎
> - □ IgA腎症
> - □ 糖尿病性腎症（13章のB-1「糖尿病」の項を参照）
> - □ 慢性腎臓病（CKD）

急性糸球体腎炎

1．原因
ほとんどが**A群β溶血性レンサ球菌（A群β溶連菌）**感染（扁桃炎，咽頭炎）に続発し，抗原抗体反応により免疫複合体が腎糸球体に沈着して補体が活性化され，1～2週後に発症する腎疾患．

2．症状
①浮腫．
②乏尿．
③高血圧．

3．診断
①尿検査：蛋白尿，血尿，円柱尿．
②細菌学的検査：鼻咽頭からA群β溶連菌を検出．
③血清学的検査：ASO上昇，血清補体価低値．
④血液生化学検査：血清尿素窒素，クレアチニン軽度上昇．糸球体濾過量（GFR）低下．

4．治療
①安静・保温．
②食事療法：乏尿期に塩分・蛋白質・水分の制限．
③薬物療法：ペニシリン系抗菌薬，利尿薬，降圧薬．

2 慢性糸球体腎炎

1．原因
　血尿および（あるいは）蛋白尿が通常1年以上にわたって続く原発性の糸球体疾患．種々の抗原に対する抗原抗体反応による免疫複合体が腎糸球体に沈着し，補体が活性化され腎組織が障害されることが主体となる．成人では30〜40％がIgA腎症による．

2．症状
① 高血圧．
② 浮腫．

3．診断
① 尿検査：蛋白尿，顕微鏡的血尿．
② 血液生化学検査：総蛋白低下（ネフローゼ症候群併発では上昇），尿素窒素・クレアチニン上昇．
③ 腎機能検査：クレアチニンクリアランス低下．
④ 腎生検：病理組織学的に診断．

4．治療
① 食事療法：塩分・蛋白質制限．
② 薬物療法：蛋白尿に抗血小板薬，ネフローゼ症候群に副腎皮質ステロイド，高血圧に降圧薬，浮腫に利尿薬．

3 IgA腎症

　IgA腎症ではIgAが腎糸球体のメサンギウム（血管間膜）に沈着する．血清IgAの増加もみられ，IgA型免疫複合体も血中に増加する．

4 慢性腎臓病（chronic kidney disease；CKD）

　腎機能低下が慢性的に進行するすべての腎疾患を包括した概念．高血圧に伴う腎硬化症や糖尿病性腎症が多く，上記IgA腎症などの慢性糸球体腎炎によるものもある．
① 0.15 g/gCr以上の蛋白尿（または30 mg/gCr以上のアルブミン尿）の存在．
② GFRが60 mL/分/1.73 m^2 未満に低下．
①，②のいずれか，または両方が3カ月以上継続する病態．

B ネフローゼ症候群

学習の目標
□ ネフローゼ症候群

1．原因
腎糸球体毛細血管壁の障害により蛋白透過性が亢進し，高度の蛋白尿，低アルブミン血症（以上が診断の必須条件），浮腫，脂質異常症（高 LDL-コレステロール血症）を主症状とする症候群．
① 原発性糸球体腎炎による一次性：微小変化型ネフローゼ症候群は，小児のネフローゼ症候群の約 80％ を占め，小児に好発する疾患として知られているが，成人においても多く，わが国の一次性ネフローゼ症候群の約 4 割を占める重要な疾患．
② 二次性：ループス腎炎や血管炎などの自己免疫疾患，糖尿病性腎症などの代謝性疾患，アミロイドーシスや多発性骨髄腫などのパラプロテイン血症や悪性腫瘍など．

2．症状
① 浮腫（眼瞼，下肢）．
② 無気力感，食欲不振．
③ 乏尿，腹水，胸水．
④ 静脈血栓症が起こりやすい．

3．診断
① 尿検査：蛋白尿（1 日 3.5g 以上）（随時尿の尿蛋白/尿クレアチニン比 3.5g/gCr 以上）．
② 血液生化学検査：低アルブミン血症（3g/dL 以下），総蛋白低下（6g/dL 以下），LDL-コレステロール上昇，トリグリセライド上昇．
③ 腎生検：病理組織像は原疾患によって異なるが，尿細管上皮細胞の空胞変性（脂肪沈着）が共通してみられる．

4．治療
① 食事療法：蛋白制限食，塩分制限．
② 薬物療法：副腎皮質ステロイド，免疫抑制薬，利尿薬．

C 腎不全

学習の目標
- □ 急性腎不全
- □ 慢性腎不全
- □ 尿毒症
- □ 腎性貧血

急性腎不全

1．原因
　急速に腎機能が低下して血中尿素窒素，クレアチニンが上昇し，電解質異常，代謝性アシドーシスなどをきたす状態．腎不全の結果，現れる症状を尿毒症とよぶ．敗血症・多臓器不全に急速な腎障害が合併した場合，急性腎障害（AKI）という概念もある．
　①腎前性（腎血流量減少）：熱傷，出血，敗血症，ショック．
　②腎性：急性糸球体腎炎，悪性腎硬化症，急性尿細管壊死，SLE．
　③腎後性（両側性の尿路閉塞）：尿管結石，前立腺肥大，腫瘍など．

2．症状
(1) 乏尿期
　①乏尿．
　②食欲不振，嘔気，嘔吐，消化管出血．
　③血圧上昇，不整脈，心不全，心膜炎．
　④無力状態，痙攣，意識障害．
　⑤アシドーシスによるクスマウル呼吸（深く大きい）．
　⑥貧血．

(2) 利尿期
　①尿量増加．
　②嘔気，嘔吐．

(3) 回復期
　①尿量正常．
　②高窒素血症消失．

3．診断
　①尿検査：乏尿，蛋白尿．沈渣に赤血球，円柱．
　②血液生化学検査：尿素窒素・クレアチニン上昇，Na・Cl低下，

K・Mg・P上昇，Ca低下，代謝性アシドーシス．
③腎機能検査：腎血流量減少，糸球体濾過量（GFR）低下．
4．治療
（1）乏尿期
①利尿薬．
②蛋白質，水分過剰摂取の制限．
③透析療法．
（2）利尿期
①体液バランスの管理．
②透析療法中止．

2 慢性腎不全

1．原因
進行性腎機能障害により生体の恒常性が維持できなくなった不可逆性の状態で，高窒素血症，水・電解質代謝異常，貧血，高血圧などをきたし，ついには尿毒症症状を呈する病態．ほとんどすべての腎疾患が原因となりうるが，慢性糸球体腎炎，糖尿病，腎硬化症，囊胞腎などの頻度が高い．

2．症状
臨床的には慢性腎不全では糸球体濾過量（GFR）が正常の50％以下になっており，末期になると全身臓器の多彩な症状を呈する（尿毒症）．

3．診断
①血液生化学検査：尿素窒素・クレアチニン・尿酸高値，K高値，Na低値，Ca低値，P高値，β_2-ミクログロブリン高値．代謝性アシドーシス．
②尿検査：蛋白尿，血尿，尿比重・浸透圧低下，尿中β_2-ミクログロブリン高値．
③血液検査：正球性正色素性貧血（腎性貧血）．

4．治療
①食事療法：低蛋白高カロリー食．塩分制限．
②高血圧管理．
③合併症治療：腎性貧血にエリスロポエチン注．低Ca血症・高P血症に炭酸カルシウム・活性型D_3製剤投与，体液量過剰に利尿薬など．

④GFRが15mL/分/1.73m²未満になると，透析療法・腎移植．

長期透析の合併症

1．原因
慢性腎不全に対して長期にわたって血液透析療法を受けた場合，透析心，二次性副甲状腺機能亢進症，透析アミロイドーシスなど種々の合併症が発生しうる．

2．症状
①心筋肥大による心不全．
②骨・関節痛，筋力低下などが徐々に出現し，さらに進行すると多発骨折，身長短縮など．
③手指のしびれや痛み．

3．診断
①血液検査：二次的に副甲状腺ホルモン（PTH）濃度上昇．骨型アルカリホスファターゼ上昇．
②画像検査：胸部X線で心肥大．骨X線検査では骨膜下吸収像，骨折像，異所性石灰化など．頸部超音波検査やCTで副甲状腺腫大．
③透析アミロイドーシス：$β_2$-ミクログロブリンが原因物質とされ，種々の組織にアミロイドが沈着し，手根管症候群や破壊性脊椎関節症などを起こす．

D 腎・尿路結石

学習の目標
- 腎結石
- 尿管結石

1．原因
尿中のシュウ酸カルシウム，リン酸カルシウム，尿酸などが結晶として沈殿し，蛋白質などの有機物が影響して結石を形成する．腎盂または腎杯に結石がある腎結石，尿管結石，膀胱結石．

2．症状
①疝痛発作，悪心，嘔吐．
②腰背部痛．

3．診断
①尿検査：血尿．
②X線：Caを含む結石は単純撮影で写る．排泄性尿路造影法．
③エコー，CT：腎結石診断．
④内視鏡：膀胱・尿道結石診断．

4．治療
①鎮痛・鎮痙薬と水分補給．
②体外衝撃波結石破砕術ないし経尿道的尿管結石破砕術．

E　尿路感染症

学習の目標
- 腎盂腎炎
- 尿道炎
- 膀胱炎

腎盂腎炎

1．原因
①細菌感染による腎盂，腎杯，腎実質に及んだ炎症．原因菌は大腸菌が多い．
②尿路系異常，泌尿器疾患あるいは糖尿病などの易感染性が原因ともなる．

2．症状
①発熱，悪寒，全身倦怠感．
②腰背部痛，頻尿，排尿痛，肋骨脊柱角叩打痛．

3．診断
①血液検査：白血球増多，CRP上昇．
②尿検査：膿尿，蛋白尿，培養で細菌を証明．

4．治療
抗菌薬．

膀胱炎

1．原因
大部分は細菌性であるが，ウイルス，結核，放射線，薬剤なども原因となる．大腸菌が多い．萎縮性膣炎，寒冷，疲労，ストレス，性交などが誘因となる．

2．症状
①排尿時痛．
②頻尿．
③尿混濁．

3．診断
①尿検査：多数の白血球（膿尿），細菌尿．中間尿による尿細菌培養．
②血液検査：白血球増多，CRP上昇．

4．治療
①保温，安静，水分摂取．
②抗菌薬．

尿道炎

1．原因
性行為感染症に起因するものが多く，淋菌性と非淋菌性がある．後者はクラミジアによるものが多い．

2．症状
排尿痛，亀頭部の発赤・排膿．

3．診断
尿および膿の培養．

4．治療
抗菌薬．

F 前立腺肥大症

> **学習の目標**
> ☐ 前立腺肥大

1．原因
前立腺上皮または間質の増殖（良性結節性過形成）．

2．症状
（1）第1期（初期）
①夜間頻尿．
②排尿開始の遅延，終了までの時間延長．
③時に急性尿閉．
（2）第2期（尿閉期）
①頻尿．
②不完全尿閉．
（3）第3期（腎不全期）
①慢性尿閉．

3．診断
①直腸診：腫大した前立腺．
②画像検査：エコー・尿道造影・内視鏡で肥大前立腺描出．

4．治療
①薬物療法：$α_1$ブロッカー（排尿改善），抗アンドロゲン薬（抗男性ホルモン薬）．
②外科療法：経尿道的前立腺切除術．

G 腫瘍

学習の目標
- 腎腫瘍
- 膀胱腫瘍
- 前立腺がん
- 精巣腫瘍

腎腫瘍

1．原因
　腎実質に発生する腫瘍では，成人では腎細胞がん，小児ではWilms（ウィルムス）腫瘍が多い．尿細管上皮細胞ががん化した腎細胞がんはvon Hippel-Lindau（フォン・ヒッペル・リンドウ）病や後天性の長期透析後腎嚢胞に続発することもあるが，大部分が原因不明．Wilms腫瘍は腎芽細胞から発生し，一部 *WT1* 遺伝子異常が検出される．

2．症状
①腎細胞がん：血尿，疼痛，側腹部腫瘤．
②Wilms腫瘍：腹部腫瘤，血尿，腹痛．

3．診断
①尿検査：血尿．
②画像検査：エコー，CT，MRI：腫瘍描出．造影剤によるダイナミックCTで組織型の鑑別が可能．

4．治療
①腎摘出術（全摘ないし部分切除）．
②分子標的薬．

膀胱腫瘍

1．原因
　膀胱腫瘍の大部分は尿路上皮がんの膀胱がんで，喫煙，芳香族有機溶媒などが危険因子となる．

2．症状
　無症候性血尿．

3．診断
①尿検査：血尿．
②尿細胞診：腫瘍細胞検出．
③画像検査：膀胱鏡による腫瘍の確認と生検による組織学的診断，CT・MRIによる腫瘍描出．

4．治療
①経尿道的腫瘍摘出術．膀胱全摘術．
②抗がん剤，BCG（ウシ型弱毒結核菌）の膀胱内注入．
③抗がん剤．

3 前立腺がん

1．原因
前立腺に発生する腺がん．

2．症状
①排尿障害．
②骨転移を生じやすい．

3．診断
①直腸診：石様硬結．
②エコー：腫瘍描出．
③血清PSA上昇．骨転移例でALP上昇．
④生検：経直腸的，経会陰的針生検による病理組織学的診断．
⑤シンチグラム：骨転移に対しテクネシウムによる骨シンチグラフィ（X線では造骨性変化）．

4．治療
①前立腺摘出術．
②アンドロゲン抑制ホルモン療法（LH-RHアゴニスト，エストロゲン，抗アンドロゲン薬）．

4 精巣腫瘍

1．原因
　精巣腫瘍の90〜95％は生殖細胞から発生する胚細胞腫瘍．精上皮腫（セミノーマ），とそれ以外の胎児性がん，絨毛がん，奇形腫，卵黄嚢腫瘍などがある．小児白血病や悪性リンパ腫が精巣に浸潤するこ

ともある.

2．症状
陰嚢腫大で，時に痛みあり．

3．診断
①身体所見：陰嚢内腫瘤触知.
②腫瘍マーカー：胚細胞腫瘍ではAFP，HCGが腫瘍マーカーとなり，LDが高値になる．
③陰嚢エコー：精巣に腫瘤を認める．
④CT，PET-CT：精巣腫瘍そのものや，肺や縦隔，後腹膜リンパ節や肝への転移を検出する．

4．治療
①高位精巣摘除術．
②抗がん剤による多剤併用化学療法も有効で，セミノーマでは放射線照射感受性も高い．

$β_2$-ミクログロブリン（BMG）
腎糸球体を自由に通過し，ほとんどが近位尿細管で再吸収，異化され，尿中への排泄量はごくわずかにすぎない．BMGの体内産生はほぼ一定なので，血中の変動は主として糸球体濾過量（GFR）に左右される．GFRが1/2に低下すれば，血清BMGはほぼ2倍に上昇する．一方，尿中BMGは近位尿細管の再吸収低下により著明に上昇し，尿細管障害の早期指標となる．

セルフ・チェック

A 次の文章で正しいものに○，誤っているものに×をつけよ．

1. 急性糸球体腎炎はレンサ球菌感染により直接発症する．
2. 急性糸球体腎炎には血尿，蛋白尿，高血圧などの症状がみられる．
3. 急性糸球体腎炎でASOは上昇する．
4. 急性糸球体腎炎では塩分・蛋白質摂取を制限する．
5. 慢性糸球体腎炎では高血圧，浮腫がみられる．
6. 慢性糸球体腎炎では血尿はみられない．
7. 慢性糸球体腎炎では血中尿素窒素が上昇する．
8. ネフローゼ症候群は多発性骨髄腫が原因のことがある．
9. ネフローゼ症候群では浮腫がみられない．
10. ネフローゼ症候群では蛋白尿は軽度である．
11. ネフローゼ症候群では血中総コレステロールが低下する．
12. ネフローゼ症候群では血中アルブミンは低下する．
13. ネフローゼ症候群の治療に副腎皮質ステロイドが有効である．
14. 尿管結石は疝痛発作を生じることが多い．
15. 腎前性急性腎不全の原因として尿管結石，前立腺肥大などがある．
16. 尿毒症では血中尿素窒素が上昇する．
17. 尿毒症ではアルカローシスを生じることが多い．
18. 尿毒症の治療に透析が用いられる．
19. 前立腺肥大は前立腺のがん腫である．

A 1-×（抗原抗体反応による），2-○，3-○，4-○，5-○，6-×（顕微鏡的血尿がみられる），7-○，8-○，9-×，10-×（高度），11-×，12-○，13-○，14-○，15-×（これらは腎後性の原因），16-○，17-×（アシドーシスを起こす），18-○，19-×（前立腺上皮または間質の良性結節性過形成）

20. 腎盂腎炎の原因菌は溶連菌が多い. □ □
21. 腎盂腎炎では白血球増多がみられる. □ □
22. 膀胱炎は頻尿を生じる. □ □

B

1. 正しい組合せはどれか. 2つ選べ.
   - □ ① 播種性血管内凝固症候群 ── D-ダイマー低値
   - □ ② 悪性腫瘍の骨転移 ── 血清カルシウム増加
   - □ ③ 閉塞性黄疸 ── 血清γ-GT増加
   - □ ④ 慢性腎不全 ── 血清無機リン減少
   - □ ⑤ ネフローゼ症候群 ── 血清$α_2$-マクログロブリン減少

2. ネフローゼ症候群で正しいのはどれか.
   - □ ① 2型糖尿病は原因とならない.
   - □ ② 微小変化群によるものは成人に多い.
   - □ ③ 紫斑病性腎炎によるものは小児に多い.
   - □ ④ 尿蛋白の診断基準は1.5g/日以上である.
   - □ ⑤ 診断基準に高トリグリセライド血症がある.

3. 腎不全で血中濃度が低下するのはどれか.
   - □ ① 尿素窒素
   - □ ② 尿　酸
   - □ ③ カリウム
   - □ ④ カルシウム
   - □ ⑤ $β_2$-ミクログロブリン

20-×（大腸菌）, 21-○, 22-○

B 1-②と③（①高値. ④慢性腎不全での血清電解質の動きは, 低Na血症（Na^+の再吸収が代償に抑制されるため）, 高K血症（蛋白分解亢進, アシドーシス）, 高P血症（無機Pの排泄低下）, 低Ca血症（高P血症, ビタミンD抵抗性のためCaの吸収障害）. ⑤血清$α_1$-ミクログロブリンや$β_2$-ミクログロブリン上昇）, 2-③（ネフローゼ症候群の診断基準は, 1日尿蛋白量3.5g以上, 血清アルブミン3g/dL以下ないし血清総蛋白6g/dL以下. 紫斑病性腎炎や微小変化型によるものは小児に多い）, 3-④（慢性腎不全では血清中Na↓, クレアチニン↓, 尿素窒素（UN）↑, Ca↓, 尿酸↑, P↑, K↑, $β_2$-ミクログロブリン↑, 代謝性アシドーシスなど）

4．緊急入院した患者の血清尿素窒素が90 mg/dL，血清クレアチニンが7 mg/dLであった．予想される動脈血 HCO_3^- と血清カリウムの変動はどれか．
- ☐ ① HCO_3^- 低下，カリウム低下
- ☐ ② HCO_3^- 低下，カリウム上昇
- ☐ ③ HCO_3^- 正常，カリウム低下
- ☐ ④ HCO_3^- 上昇，カリウム正常
- ☐ ⑤ HCO_3^- 上昇，カリウム上昇

5．腎機能の低下によって血中濃度が上昇するのはどれか．2つ選べ．
- ☐ ① ヘモグロビン
- ☐ ② 尿　酸
- ☐ ③ 尿素窒素
- ☐ ④ カルシウム
- ☐ ⑤ 重炭酸

4-②（血清尿素窒素，クレアチニンとも高値で，腎不全が推測できる．その他，高尿酸血症，低Na血症，高K血症，低Ca血症，高P血症，代謝性アシドーシスなど），5-②と③（④慢性腎不全では腎性骨症と異所性Ca沈着のため，血中Ca濃度が低下．⑤重炭酸イオンの再吸収能や水素イオンの処理が上手く行えないため代謝性アシドーシスを呈する）

10 女性生殖器疾患

A 子宮疾患

> **学習の目標**
> - 子宮内膜炎
> - 子宮筋腫
> - 子宮内膜症
> - 子宮腫瘍
> - ヒトパピローマウイルス（HPV）

子宮内膜炎

1．原因
淋菌などの細菌，クラミジアなどによる子宮頸管炎に引き続いて起こることが多い．

2．症状
①発熱．
②下腹部痛．
③膿性帯下．

3．診断
①婦人科的診察：子宮腫大と圧痛．
②血液検査：白血球増加，CRP上昇．
③病原体検査：子宮頸管分泌物培養，原因菌同定．

4．治療
抗菌薬．

子宮筋腫

1．原因
子宮筋組織から発生する良性平滑筋腫瘍．エストロゲンの作用により増大し，閉経後は縮小することが多い．

2．症状
①過多月経．
②下腹部痛．

③腰痛.
④鉄欠乏性貧血など.
3．診断
①婦人科的診察：腫大子宮の触知.
②エコー，CT，MRIで腫瘍検出.
4．治療
　筋腫が大きく子宮内腔や周辺への圧迫症状が大きければ，手術で筋腫核ないし子宮全部を摘出.

子宮内膜症

1．原因
　子宮内膜あるいは類似組織が子宮内膜層以外の骨盤内臓器で増殖する疾患．発症・進展にエストロゲンが関与し，生殖年齢女性の約10％に存在する.
2．症状
①月経困難症.
②腰痛，下腹部痛.
③性交痛と不妊.
3．診断
①婦人科的診察：子宮腫大，卵巣腫瘤.
②経腟エコー，MRIによる腫瘍検出と，腹腔鏡や手術で組織診.
③腫瘍マーカー：CA125が高値となることが多い.
4．治療
①鎮痛薬.
②エストロゲン分泌抑制，内膜症組織萎縮のための薬物療法.
③腹腔鏡下ないし開腹手術.

子宮腫瘍

　子宮頸がん（大部分が扁平上皮がん）と子宮体がん（子宮内膜がん，大部分が腺がん）がある．ヒトパピローマウイルス（HPV）が子宮頸がんの原因となる.
1．症状
①不正性器出血.

②帯下.
　③下腹部痛.
2．診断
　①擦過細胞診または生検による組織診断.
　②画像診断：腟拡大鏡，エコー，CT，MRIなどで腫瘍描出.
3．治療
　①子宮摘除術.
　②放射線療法，抗がん剤.
　③予防にHPVワクチン.

B　卵巣疾患

学習の目標
- 卵巣腫瘍
- CA125

卵巣腫瘍

良性が75%，悪性が19%，その他境界型.
1．症状
　①無症状で画像検査によってみつかることもある.
　②悪性では，進行すると腹水や胸水がたまり，腹痛，腰痛，腹部膨隆，体重減少もみられる．進行してみつかることが多い.
2．診断
　①婦人科診察および画像検査：エコー，CT，PET-CT，MRI.
　②腫瘍マーカー：悪性でCA125上昇.
3．治療
　①手術.
　②抗がん剤.

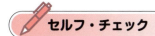

セルフ・チェック

A 次の文章で正しいものに○，誤っているものに×をつけよ．

	○	×
1. 子宮筋腫は鉄欠乏性貧血を併発しやすい．	□	□
2. 子宮内膜症ではエストロゲン分泌抑制療法が行われる．	□	□
3. 単純ヘルペスウイルス（HSV）が子宮頸がんの原因となる．	□	□
4. 卵巣がんではCEAが上昇する．	□	□

B

1．誤っている組合せはどれか．
- □ ① 前立腺がん ―― PSA
- □ ② 膵がん ―― CA19-9
- □ ③ 肝がん ―― AFP
- □ ④ 大腸がん ―― CEA
- □ ⑤ 乳がん ―― CA125

2．正しい組合せはどれか．
- □ ① 前立腺がん ―― CEA
- □ ② 膀胱がん ―― PSA
- □ ③ 卵巣がん ―― CA125
- □ ④ 膵がん ―― CA15-3
- □ ⑤ 肝内胆管がん ―― α-フェトプロテイン

A 1-○，2-○，3-×（ヒトパピローマウイルス（HPV）），4-×（CA125）

B 1-⑤（CA125は卵巣がんの腫瘍マーカー），2-③（高頻度で腫瘍マーカーが高値を示す代表的な疾患は，①CEA（がん胎児性抗原）＝大腸がん，膵がん，胆道系がん，乳がん，甲状腺髄様がん，②PSA（前立腺特異抗原）＝前立腺がん，③CA125（糖鎖抗原125）＝卵巣がん（とくに上皮性卵巣がん），④CA15-3（糖鎖抗原15-3）＝乳がん，⑤α-フェトプロテイン＝肝細胞がん）．腫瘍マーカーについてはp.271も参照．

11 神経・運動器疾患

A 脳血管障害

学習の目標
- [ ] 脳出血
- [ ] 脳梗塞
- [ ] 脳血栓
- [ ] 脳塞栓
- [ ] 脳卒中
- [ ] 一過性脳虚血発作（TIA）
- [ ] くも膜下出血
- [ ] 脳動脈瘤
- [ ] 脳動静脈奇形

脳血管の病的過程により急激にそれに該当する神経症状を呈することを脳卒中とよび，脳血管障害と同義語．脳出血のほか，脳梗塞，くも膜下出血も含む．

1 脳出血

1．原因
高血圧，動脈瘤破裂，脳腫瘍内の出血，外傷，血管炎，血液疾患などによる脳実質内出血．

2．症状
① 片麻痺などの運動麻痺，脳神経症状，失語，意識障害，痙攣など，血腫局所および頭蓋内圧亢進，脳ヘルニアの症状が出現．脳幹部を圧迫すると意識や呼吸，血圧などの中枢に障害をきたし，生命に危険が生じる．
② 頭蓋内圧亢進に伴う頭痛，嘔吐．

3．診断
CT：高吸収陰影．

4．治療
① 呼吸・血圧管理．
② 脳浮腫対策．
③ 合併感染症に抗菌薬，抗潰瘍薬．
④ 外科的療法（血腫除去）．

⑤リハビリテーション．

脳梗塞

1．原因
脳動脈硬化に基づく血栓（脳血栓）または心房細動，心内膜炎などで心臓内に形成された血栓が遊離し，流れてくる血管閉塞（心原性脳塞栓症）により，脳血流が減少して脳組織が壊死に至る病態．脳主幹動脈の粥腫，または脳穿通枝動脈の微小粥腫の血栓を基盤として脳血管が閉塞する病態をそれぞれアテローム血栓性脳梗塞，ラクナ梗塞とよぶ．

2．症状
（1）脳血栓
①一過性脳虚血の前駆症状．
②睡眠中，起床後間もなくに起こりやすい．
③段階的に進行．
④一側性の片麻痺，半身の感覚障害，半盲，失語，失行，めまいなど，部位により症状が異なる．

（2）脳塞栓
①前駆症状を伴わないことが多い．
②急速に出現して進行．
③昼夜間を問わず起こる．
④症状は脳血栓と同じ．

3．診断
①CT：発症後3時間以上で低吸収域．梗塞部位と大きさがわかる．MRI：発症3～4時間後，T1強調で低信号，T2強調で高信号．拡散強調画像では30分経過後の早期から検出が可能．MRA：動脈の狭窄，閉塞を検出．SPECT：急性期の虚血病巣検出．
②髄液検査：正常．
③動脈硬化症の検査所見．

4．治療
①呼吸・血圧管理．
②アスピリンなど抗血小板薬．アテローム血栓性脳梗塞には抗血小板作用も有する抗トロンビン薬アルガトロバン，ラクナ梗塞には血管拡張作用も有する抗血小板薬オザグレルナトリウム．心原性脳梗塞にはトロンビン阻害薬ヘパリン．

③脳保護薬の活性酸素消去薬エダラボン．
④脳浮腫対策．グリセオール投与．
⑤発症4.5時間以内では，血栓溶解剤（遺伝子組換え組織型プラスミノゲンアクチベータ）．
⑥リハビリテーション．

一過性脳虚血発作（TIA）

1．原因

単一の脳血管灌流領域における局所神経症状を呈する短時間の発作で，脳虚血以外の原因が考えにくいもの．24時間未満に後遺症を残さず回復する．TIAと脳梗塞は連続的な病態で迅速な診断・評価が必要となる．アテローム硬化巣（プラーク）の壁在血栓が剝離して微小塞栓が生じ，短時間のうちに粉砕，溶解する．血行力学的に脳血管不全が生じて，一過性に局所症状が生じたり，心原性塞栓によるものも存在する．

2．症状

虚血血管に対応した神経症状が出現し，24時間以内に回復する．

3．診断

詳しい病歴聴取のほか，MRIの拡散強調画像で異常信号を約3割に認める．

4．治療

①動脈硬化危険因子の是正．
②アスピリンなどの抗血小板薬を投与して，TIAから脳梗塞への進展を予防する．
③心原性塞栓による場合は，抗凝固薬．
④狭窄率70％以上の頸動脈病変によるTIAでは，頸動脈内膜剝離術（CEA）．

くも膜下出血

1．原因

脳動脈瘤，脳動静脈奇形などから，また外傷による血管破綻により，くも膜下腔（くも膜と脳表にある軟膜との間隙）や脳表に出血が生じる疾患．

2. 症状
①突発性の激烈な頭痛.
②頭蓋内圧亢進症状の嘔気, 嘔吐, めまい.
③意識障害.

3. 診断
①CT：くも膜下腔に高信号. 血腫や脳室内出血の診断にも有用.
②髄液検査：血性またはキサントクロミー.
③3次元CT・MRA：脳動脈瘤, 脳動静脈奇形の確認に必須.

4. 治療
①血圧管理, 鎮痛・鎮静薬, 脳浮腫対策.
②外科的療法：血腫除去, 動脈瘤の直達手術（クリッピング）, 塞栓用コイルによる血管内塞栓術. 脳動静脈奇形では血管内塞栓術やガンマナイフなどの放射線療法, 全摘手術.

B 感染症

学習の目標
- [ ] 髄膜炎
- [ ] 脳炎
- [ ] Creutzfeldt-Jakob（クロイツフェルト・ヤコブ）病
- [ ] プリオン病

1 髄膜炎, 脳炎

1. 原因
髄膜炎は, 脳脊髄表面の髄膜や髄膜血管に炎症が生じて髄膜刺激症状をきたす病態. 脳炎は脳実質細胞に起こる炎症性疾患. 両者が併発することも多い. ウイルス, 細菌, 真菌などが感染して発症. 脳実質内に侵入した病原菌による限局性化膿巣を脳膿瘍とよぶ.

2. 症状
ウイルス, 細菌による感染では数日程度の急性に発症. 結核菌, 真菌, 原虫では数週〜数カ月で発症. 遅発性ウイルス感染では数カ月〜数年の経過で発症.
①発熱, 頭痛, 吐き気, 嘔吐, 意識障害, 精神症状など.

②髄膜炎では強い頭痛と項部硬直が特徴的.
③脳炎では意識障害,痙攣,言語障害,運動障害などの神経症状も出現する.

3.診断
①髄液検査(表11-1):髄液圧・蛋白上昇が多い.細胞数増加,細菌培養,ウイルス分離,PCRによる細菌・ウイルス核酸の証明.化膿性髄膜炎では多形核白血球増加,結核性髄膜炎ではリンパ球増加,グルコース,クロール(Cl)著減,蛋白分解でトリプトファン生成反応陽性.
②CT,MRIによる病巣検出.とくにウイルス性で最多の単純ヘルペスウイルス脳炎では,側頭葉,島皮質(島回)などに出血,浮腫を伴う病巣があり,造影剤による増強効果あり.

4.治療
①抗ウイルス薬,抗菌薬.
②脳浮腫や痙攣への対策などの対症療法.

Creutzfeldt-Jakob(クロイツフェルト・ヤコブ)病

1.原因
　立体構造が変化した異常なプリオン蛋白質が病原体となり,60歳代に孤発性に発病するプリオン病の一つ.プリオンは患者自身の遺伝子が産生する細胞膜構成蛋白質であるが,立体構造が変化して難溶性,凝集性となった異常プリオンが脳に生成され神経細胞を障害する致死性疾患.脳の海綿状変性がみられる.動物のプリオン病はすべて

表11-1　髄膜炎の髄液所見

	外観・正常	圧(mmH₂O)	細胞数	蛋白(mg/dL)	糖(mg/dL)	その他
正常	水様透明	60～180	5/μL以下	15～45	40～80	
化膿性(細菌性)	混濁,膿性	上昇	多形核白血球増加	上昇	低下	細菌培養,Cl低下,PCR法
結核性	水様透明,日光微塵	上昇	リンパ球増加	上昇	低下	Cl著減,ADA増加,PCR法(結核菌DNA)
真菌性	水様透明	上昇	リンパ球増加	上昇	低下	墨汁法,抗原測定
ウイルス性	水様透明,日光微塵	上昇	リンパ球増加	上昇	正常	PCR法

感染で発症し，羊の疾患スクレイピーに起源がある．狂牛病〔ウシ海綿状脳症（BSE）〕は感染肉の摂取や医原性にヒトに感染し，若年者も発症する点が異なり，新亜型Creutzfeldt-Jakob病とよばれる．

2．症状
①急速進行性認知症．
②ミオクローヌス（不随意運動の一種で筋肉の速い収縮）．
③無動性無言症．

3．診断
①脳波：周期性同期性放電．ただし狂牛病ではみられない．
②MRI：進行性脳萎縮，基底核・視床の変性（拡散強調画像でムラのある高信号領域）．

4．治療
有効な治療法がまだない．

C てんかん

学習の目標
☐ てんかん

1．原因
てんかん発作は脳の神経細胞の同期した過剰な異常放電により一過性の発作が発現するもので，発作を反復して生じる脳疾患をてんかんとよぶ．機能性（特発性），器質性（症候性）（外傷，感染症，脳腫瘍，脳血管障害，変性疾患，中毒による）がある．

2．症状
①脳の限局した領域から発作活動が始まる焦点発作（部分発作）：意識減損のないもの（体の一部が痙攣する単純部分発作．運動発作や感覚発作，自律神経発作，精神発作など）．意識減損のあるもの（認知障害発作．以前は複雑部分発作，精神運動発作とよばれた）．
②発作の最初から両側半球が同時に発作活動を示す全般発作（痙攣性あるいは非痙攣性）：欠伸発作（持続の短い意識消失），強直間代発作（大発作），ミオクロニー発作（突然のピクっとした筋痙

攣), 強直発作, 間代発作, 脱力発作.

3. 診断
①脳波:病型別変化.
②頭部CT, MRI:器質的疾患診断.

4. 治療
発作に合った抗てんかん薬.

D 腫瘍

学習の目標
- [ ] 脳腫瘍
- [ ] 神経膠腫
- [ ] 髄膜腫

脳腫瘍

1. 原因
①原発性と転移性.
②原発性:成人では神経膠腫(グリオーマ), 髄膜腫, 下垂体腺腫, 神経鞘腫, 頭蓋咽頭腫, 悪性リンパ腫など. 小児では星細胞腫, 髄芽腫, 頭蓋咽頭腫など.
③転移性:肺がん, 乳がん, 消化器系がん, 泌尿生殖器系がん.

2. 症状
①頭蓋内圧亢進症状(頭痛, 悪心, 嘔吐, うっ血乳頭).
②脳局所症状:発症部位により異なる.

3. 診断
①頭部CT, MRI:造影も加えて腫瘍診断, 鑑別.

4. 治療
①手術.
②放射線療法

E 変性・脱髄疾患

学習の目標
- 脱髄性疾患
- 多発性硬化症
- 脳変性疾患
- Alzheimer（アルツハイマー）病
- Parkinson（パーキンソン）病
- Parkinson（パーキンソン）症候群
- 末梢神経障害
- Guillain-Barré（ギラン・バレー）症候群
- 抗ガングリオシド抗体

1 多発性硬化症

1．原因
①脳・脊髄に，散在性に髄鞘が脱落する炎症性脱髄性疾患の一つ．空間的・時間的多発により，増悪・寛解を繰り返す．平均発病年齢は約30歳．
②遺伝的素因にウイルス感染などなんらかの環境因子が加わり，自己免疫学的機序が働いて発症．

2．症状
①視力障害，視野障害．
②歩行障害，運動麻痺，運動失調．
③感覚障害．
④排尿障害．

3．診断
①髄液検査：軽度の細胞数（単核球）・蛋白増加．γ-グロブリン・IgG著増．IgGのオリゴクローナルバンド．
②CT, MRI：脱髄巣を認める（MRI T1強調低信号，T2強調高信号）．
③大脳誘発電位の異常．

4．治療
①副腎皮質ステロイド．
②再発防止のためのインターフェロンβ．

Alzheimer（アルツハイマー）病

1．原因
認知機能低下を呈する大脳変性疾患．大脳皮質に老人斑（アミロイドβ蛋白質と腫大した変性神経突起，神経膠細胞を主成分とする嗜銀性構造物）とAlzheimer型神経原線維変化（神経細胞体内に嗜銀性構造物が形成される変化）が多発し，神経細胞消失，大脳萎縮が起こる．

2．症状
①初期には物忘れ（近時記憶と見当識の障害）．
②進行すると，判断力低下，言語障害，感情障害，歩行障害など．周辺症状に無気力，易刺激性，妄想，徘徊．

3．診断
①CT，MRI：びまん性大脳萎縮．
②PET，SPECT：早期に側頭から頭頂葉の血流低下．
③脳波：びまん性徐波．

4．治療
①薬物療法：認知機能障害にアセチルコリン分解酵素阻害薬．行動障害には対症療法薬剤．
②積極的な日常生活．
③高度認知症には介護．

Parkinson（パーキンソン）病

1．原因
錐体外路系の変性疾患．中脳黒質メラニン含有ドパミン神経細胞が脱落する．残存神経細胞にLewy（レビー）小体がみられる．疾患感受性遺伝子が知られる．Parkinson症候群は，脳炎，CO中毒，脳血管障害によりParkinson病と同様の症候を呈するもの．

2．症状
①振戦，筋強剛，無動，姿勢反射障害（外力が加わったときに倒れる）が主徴．
②仮面様顔貌．
③前傾，首下がり姿勢．
④歩行障害（小刻み歩行，すくみ足，突進現象）．
⑤自律神経障害（便秘，頻尿，発汗異常，起立性低血圧）

3. 診断
①MIBG心筋シンチグラフィで取り込み低下（交感神経節後線維の障害）．

4. 治療
L-dopa，ドーパミン受容体作動薬．

Guillain-Barré（ギラン・バレー）症候群

1. 原因
炎症性細胞浸潤を伴う脱髄性変化ないし軸索障害が末梢神経を主として起こる免疫性多発ニューロパチー．*Campylobacter jejuni*，サイトメガロウイルス，マイコプラズマ感染が代表的な引き金となって抗ガングリオシド抗体ができ，神経が髄鞘を中心に破壊される．

2. 症状
①急性に増悪する四肢筋力低下．呼吸筋麻痺まで起こすこともある．
②深部腱反射の消失．
③顔面神経，外眼筋麻痺，嚥下・構音障害などの脳神経障害．
④自律神経障害（頻脈，不整脈，血圧変動，発汗異常など）．

3. 診断
①髄液：細胞増加を伴わない蛋白上昇（蛋白細胞解離）．
②運動神経伝導速度遅延．運動神経遠位潜時の延長．
③血清：免疫グロブリン上昇．抗GM1抗体，抗GD1抗体が一部で陽性．

4. 治療
軽症例では自然治癒が多い．
重症型では，
①血漿交換，免疫吸着療法．
②免疫グロブリン大量静注療法．

F 筋疾患

学習の目標
- [ ] 進行性筋ジストロフィ
- [ ] 筋緊張性ジストロフィ
- [ ] 3塩基繰り返し病
- [ ] 筋無力症
- [ ] 重症筋無力症
- [ ] 抗アセチルコリン受容体抗体
- [ ] Lambert-Eaton(ランバート・イートン)症候群
- [ ] 抗VGCC抗体

1 進行性筋ジストロフィ

1．原因
　骨格筋の変性萎縮を起こす遺伝的疾患．約半数がDuchenne(デュシェンヌ)型〔筋細胞膜裏打ち蛋白質ジストロフィン遺伝子異常．X染色体劣性(潜性)遺伝．男児の臀部・腰部・四肢近位部が侵され，呼吸不全や心不全が進行し，平均寿命は30歳代〕．そのほか，肢帯型(青年男女の腰部・肩甲部が侵される)，顔面・肩甲・上腕型(青年で顔面，肩甲部を侵す)など．各型で遺伝子異常が明らかにされている．

2．症状
①登はん性起立．
②動揺性歩行．
③腓腹筋の仮性肥大．
④腰背部，四肢近位筋優位の筋萎縮と筋力低下．

3．診断
①血清筋原性酵素であるCK，AST，LD，ミオグロビン，アルドラーゼ上昇．尿中クレアチニン減少，クレアチン増加．
②筋電図：筋原性の所見(低振幅性で持続が短い波形)．
③筋生検：筋原性の所見(筋細胞壊死，結合組織増加)．
④遺伝子変異検出と保因者診断．

4．治療
　リハビリテーション，呼吸不全対策など対症療法．

筋緊張性ジストロフィ

1. 原因
　筋肉が収縮した後，弛緩に時間を要する，筋強直を主症状とする全身性疾患．常染色体優性（顕性）遺伝をとる3塩基繰り返し病（トリプレットリピート病：triplet repeat disease）の代表で，20〜30歳代で発症することが多い．ミオトニンプロテインキナーゼをコードしている*DMPK*遺伝子の3´非翻訳領域の3塩基反復配列（CTG）nに異常伸長がみられる．4塩基（CCTG）繰り返し配列の型もある．繰り返し配列の数と重症度はある程度相関し，繰り返しの数は世代を経るごとに増加し，発症も早く症状も重くなる．先天性は，新生児から発症する型で，予後不良．

2. 症状
①筋強直，筋力低下．
②白内障．
③前頭部脱毛．
④心伝導障害．
⑤不妊．
⑥知能低下．

3. 診断
①血清CK軽度上昇，血清IgG・Tリンパ球数低下．
②針筋電図：急降下爆撃音（ミオトニー放電）．
③心電図：房室ブロックや洞不全など刺激伝導系障害．
④DM遺伝子診断．

4. 治療
①筋強直に対する対症療法（フェニトインなど）．
②生活指導と合併症の治療（経鼻間欠的陽圧呼吸や心臓ペースメーカー）．

筋無力症

 重症筋無力症

1．原因
神経筋接合部のアセチルコリン伝導障害．アセチルコリン受容体に対する自己抗体ができる自己免疫的疾患．7〜8割で胸腺過形成または胸腺腫を併発する．

2．症状
①骨格筋の易疲労性(外眼筋，顔面筋，嚥下筋，四肢近位筋)．眼瞼下垂，斜視が初発症状となることが多い．
②クリーゼ：突然起こる呼吸困難．

3．診断
①テンシロン(一般名エドロホニウム)試験陽性：コリンエステラーゼ阻害薬静注により症状改善．
②誘発筋電図：活動電位の減衰(waning)．
③血清中抗アセチルコリン受容体抗体の検出．
④胸部X線，CT，MRI：胸腺腫の有無．

4．治療
①手術：胸腺腫に対して．
②副腎皮質ステロイド，免疫抑制薬．
③コリンエステラーゼ阻害薬．

 Lambert-Eaton(ランバート・イートン)症候群

1．原因
神経終末の活性帯に分布しているカルシウムチャネル(voltage-gated calcium channel；VGCC)に対する自己抗体により神経筋接合部と自律神経系の刺激伝達が障害される．傍腫瘍性神経症候群の代表で，約50〜60％に小細胞肺がんを合併するが，がん細胞とVGCCの免疫学的交差反応で抗VGCC抗体が産生される．

2．症状
①下肢から始まる四肢近位筋優位の筋力低下．
②口渇，散瞳，膀胱直腸障害などの自律神経症状．

3．診断
①反復刺激筋電図：高頻度刺激でwaxing(重症筋無力症のwaning

と異なり，振幅が増大）．
② 抗VGCC抗体検出．
③ サクソンテスト：自律神経系評価で最も有用．乾燥したガーゼを2分間一定の速度で噛み，ガーゼに吸収される唾液の重量を測定して唾液の分泌量を測定．ガーゼの重量増加が2g以下の場合，唾液量が少ない，すなわち陽性と判断．神経終末からのアセチルコリンの放出を促進する作用をもつ3,4-ジアミノピリジン内服による回復．

4．治療
① 小細胞肺がんなど合併するがんの治療．
② アセチルコリン放出を促進する3,4-ジアミノピリジン内服．

G 骨疾患

学習の目標
☐ 骨粗鬆症
☐ 骨吸収マーカー
☐ 骨形成マーカー

1 骨粗鬆症

1．原因
骨吸収が骨形成を上回った状態が続いて骨量が減少する．加齢，閉経，体質，カルシウム摂取不足，栄養不良などが危険因子となる．ビタミンD欠乏，甲状腺機能亢進症，Cushing（クッシング）症候群，糖尿病などに続発して起こることもある．

2．症状
骨折を起こしやすくなる．

3．診断
① X線検査，超音波法：骨密度の低下，骨皮質の菲薄化．若年成人平均値（young adult mean；YAM）の70％未満で診断される（脆弱性骨折を有する場合は80％未満）．
② **骨吸収マーカー**：コラーゲン関連物質，尿中デオキシピリジノリン（DPD），尿中・血清中Ⅰ型コラーゲン架橋N-テロペプチド

(NTX)上昇.
③骨形成マーカー：血清中BAP（骨型ALP），Ⅰ型プロコラーゲン-N-プロペプチド（P1NP）上昇.
④血中Ca・P正常.

4．治療
①転倒予防と運動など．
②骨吸収抑制薬のビスホスホネートや選択的エストロゲン受容体モジュレータのラロキシフェン投与．抗RANKL抗体皮下注射．
③骨形成促進作用のある副甲状腺ホルモン誘導体皮下注射，活性型ビタミンD_3やビタミンK_2製剤内服．

> **筋萎縮と筋原性酵素**
> 筋萎縮には，①筋萎縮性側索硬化症など筋を支配している神経が障害されることによる神経原性筋萎縮と，②筋ジストロフィなど筋自体が障害されることによる筋原性筋萎縮の2種がある．血清中の筋原性酵素であるCK，アルドラーゼ，AST，LDが上昇するのは，筋原性筋萎縮を起こす疾患や筋炎，筋の直接傷害などである．

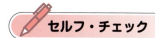

セルフ・チェック

A 次の文章で正しいものに○，誤っているものに×をつけよ．

	○	×
1. 脳血栓は一過性脳虚血の前駆症状を伴うことが多い．	☐	☐
2. 脳塞栓は心房細動の人で起こりやすい．	☐	☐
3. 脳塞栓の部位はCTスキャンではわからない．	☐	☐
4. てんかん発作と痙攣発作は同義である．	☐	☐
5. くも膜下出血では髄液検査に異常がみられない．	☐	☐
6. くも膜下出血の原因は脳動脈瘤の破裂によることが多い．	☐	☐
7. 髄膜炎では髄液中の細胞数が増加する．	☐	☐
8. Creutzfeldt-Jakob病の病原体はウイルスである．	☐	☐
9. 脳腫瘍では頭蓋内圧亢進症状がみられる．	☐	☐
10. 多発性硬化症は脱髄病変である．	☐	☐
11. Alzheimer病は神経梅毒の一種である．	☐	☐
12. Parkinson病は錐体外路系の変性疾患である．	☐	☐
13. Parkinson症候群は脳血管障害などで生じる．	☐	☐
14. Guillain-Barré症候群では抗ガングリオシド抗体ができて髄鞘が破壊される．	☐	☐
15. 進行性筋ジストロフィは遺伝性疾患である．	☐	☐
16. 進行性筋ジストロフィのデュシェンヌ型は青年男女の腰・肩甲部が侵される．	☐	☐
17. 進行性筋ジストロフィでは筋電図で神経原性変化がみられる．	☐	☐
18. 進行性筋ジストロフィでは血清CK・アルドラーゼの上昇をみる．	☐	☐
19. 進行性筋ジストロフィの治療に蛋白同化ホルモンが有効である．	☐	☐

A 1-○, 2-○, 3-×, 4-×（痙攣はてんかん発作の一つ），5-×（脳脊髄液は血性），6-○, 7-○, 8-×（プリオン），9-○, 10-○, 11-×（脳変性疾患），12-○, 13-○, 14-○, 15-○, 16-×（男児の殿部・腰部），17-×（筋原性変化），18-○, 19-×

20. 重症筋無力症は神経筋接合部の伝達異常で生じる．
21. 重症筋無力症ではクリーゼで呼吸困難に陥ることがある．
22. 重症筋無力症はコリンエステラーゼ阻害薬投与により悪化する．
23. 重症筋無力症では抗アセチルコリン受容体抗体が検出される．
24. 筋緊張性ジストロフィは3塩基繰り返し病である．
25. 骨粗鬆症は骨折を起こしやすくなる．
26. 骨粗鬆症では骨吸収マーカー尿中DPD，NTXが増加する．

B

1. 髄液検査で細胞数4/μL，蛋白76mg/dL，糖52mg/dLであった．考えられるのはどれか．
   - ① Guillain-Barré症候群
   - ② 化膿性髄膜炎
   - ③ 結核性髄膜炎
   - ④ くも膜下出血
   - ⑤ 日本脳炎

2. 誤っている組合せはどれか．
   - ① 脳出血 ─── 高血圧症
   - ② Parkinson病 ─── 中脳黒質ドパミン産生細胞変性
   - ③ 多発性硬化症 ─── スローウイルス感染症
   - ④ くも膜下出血 ─── 脳動脈瘤
   - ⑤ 脳塞栓症 ─── 僧帽弁狭窄症

20-○，21-○，22-×（改善される），23-○，24-○，25-○，26-○

B 1-①（細胞数，糖ともに基準範囲，蛋白濃度が高い．一般的には50mg/dL以上が病的増加．蛋白細胞解離を特徴とするGuillain-Barré症候群（多発性末梢神経炎）が該当．②糖減少，細胞増加，蛋白増加．③糖減少，中程度の細胞増加．④赤色髄液，蛋白増加，細胞増加．⑤中程度の細胞増加，蛋白増加），2-②（②Parkinson病は黒質のメラニン細胞の変性脱落が原因．③多発性硬化症の原因として，自己免疫説と遅発性（スロー）ウイルス感染説が有力．④大部分は脳動脈瘤破裂による．⑤脳塞栓症は心臓弁膜症，心房細動などにより血栓が剝離したことが原因となる）

3．誤っている組合せはどれか．
- ① Wilson病 ──────── 肝硬変
- ② Fallot四徴症 ──────── チアノーゼ
- ③ Basedow病 ──────── 眼球突出
- ④ Guillain-Barré症候群 ──── 痙攣発作
- ⑤ Zollinger-Ellison症候群 ─── 消化性潰瘍

4．誤っている組合せはどれか．
- ① 血小板減少症 ──────── 紫　斑
- ② 肝硬変症 ──────── 腹　水
- ③ 進行性筋ジストロフィ ──── 痙　攣
- ④ Fallot四徴症 ──────── チアノーゼ
- ⑤ 原発性アルドステロン症 ─── 高血圧

5．誤っている組合せはどれか．
- ① 全身性エリテマトーデス ─── 抗DNA抗体
- ② 自己免疫性肝炎 ──────── 抗平滑筋抗体
- ③ Basedow病 ──────── 抗TSH受容体抗体
- ④ Wegener肉芽腫症 ─────── 抗好中球細胞質抗体
- ⑤ 多発性筋炎 ──────── 抗アセチルコリン受容体抗体

6．髄液検査でリンパ球増加，総蛋白量増加およびグルコース減少を示すのはどれか．
- ① 化膿性髄膜炎
- ② 結核性髄膜炎
- ③ Guillain-Barré症候群
- ④ 日本脳炎
- ⑤ 脊髄腫瘍

3-④（Guillain-Barré症候群は，急性の運動麻痺を主徴とし，顔面神経の対麻痺などがあり，深部反射の消失をきたす．痙攣発作はない），4-③（進行性筋ジストロフィは痙攣を伴わない），5-⑤（⑤抗アセチルコリン受容体抗体は重症筋無力症で出現），6-②（②結核性髄膜炎の髄液所見は，日光微塵，細胞数著増（主にリンパ球），蛋白上昇，グルコース・クロールの著減，トリプトファン反応陽性となる）

11 神経・運動器疾患

7. 髄液検査で総蛋白量が増加し，細胞数が正常を示すのはどれか．
- □ ① 日本脳炎
- □ ② 結核性髄膜炎
- □ ③ くも膜下出血
- □ ④ 細菌性髄膜炎
- □ ⑤ Guillain-Barré症候群

8. 髄液検査で総蛋白量と多形核白血球が増加するのはどれか．
- □ ① Guillain-Barré症候群
- □ ② 単純ヘルペス脳炎
- □ ③ 結核性髄膜炎
- □ ④ 化膿性髄膜炎
- □ ⑤ 多発性硬化症

9. 誤っている組合せはどれか．
- □ ① くも膜下出血 ── キサントクロミー
- □ ② 脊髄癆 ────── 梅毒反応陽性
- □ ③ 化膿性髄膜炎 ── 糖の増加
- □ ④ 多発性硬化症 ── IgGの増加
- □ ⑤ 結核性髄膜炎 ── トリプトファン反応陽性

10. 低値を示すのはどれか．2つ選べ．
- □ ① 結核性髄膜炎での髄液糖
- □ ② 劇症肝炎での血液アンモニア
- □ ③ 呼吸性アシドーシスでの血液炭酸ガス分圧
- □ ④ 肺気腫での残気量
- □ ⑤ 再生不良性貧血での不飽和鉄結合能

7-⑤（①～④髄液蛋白量と細胞数は増加傾向にある．⑤蛋白細胞解離で蛋白量は著増するが細胞数は正常），8-④（化膿性髄膜炎の髄液所見の特徴には，高液圧，膿様混濁，多形核白血球の著増，蛋白増加，糖およびクロールの減少がある），9-③（問8を参照．⑤トリプトファン反応は，結核菌の蛋白分解トリプトファン生成作用を利用したもので，結核性髄膜炎の診断に用いる．ポリオ，日本脳炎でも陽性になることがある），10-①と⑤（①問11～13を参照．⑤不飽和鉄結合能の低下を示す貧血には悪性・再生不良性があり，いずれも血清鉄は正常ないし増加傾向）

11. 髄液中の蛋白が増加し，糖が減少するのはどれか．
    - □ ① 日本脳炎
    - □ ② Guillain-Barré症候群
    - □ ③ 結核性髄膜炎
    - □ ④ 多発性硬化症
    - □ ⑤ 脳腫瘍
12. 髄液中のリンパ球が増加し，グルコースが低下する疾患はどれか．
    - □ ① 結核性髄膜炎
    - □ ② Guillain-Barré症候群
    - □ ③ 流行性脳脊髄膜炎
    - □ ④ 脊髄腫瘍
    - □ ⑤ 日本脳炎
13. 髄液検査所見で誤っているのはどれか．
    - □ ① 結核性髄膜炎 ―――――― グルコース増加
    - □ ② 細菌性髄膜炎 ―――――― 好中球増加
    - □ ③ 日本脳炎 ―――――― リンパ球増加
    - □ ④ Guillain-Barré症候群 ―――――― 総蛋白増加
    - □ ⑤ 多発性硬化症 ―――――― γ-グロブリン増加
14. 2歳の女児．髄膜炎の診断で緊急入院．末梢血白血球数16,000/μL，好中球78％，CRP 18.2 mg/dLであった．予想される髄液所見はどれか．
    - □ ① 鮮紅色の色調
    - □ ② 単核球/多核球比の上昇
    - □ ③ クロール増加
    - □ ④ 蛋白低下
    - □ ⑤ 糖低下

11-③（髄液中の蛋白が増加し，糖が減少するものとして，化膿性髄膜炎，結核性髄膜炎，くも膜下出血など），12-①（リンパ球が著増し，糖が著減するものとして，結核性髄膜炎が代表的．⑤日本脳炎では糖は正常ないし軽度上昇程度），13-①（①グルコース減少），14-⑤（細菌性感染が最も考えられ（化膿性髄膜炎），その裏付け検査である髄液検査において，液圧の高度上昇，膿様混濁，多形核白血球の増加，蛋白上昇（IgA，IgM），糖の著減，Cl著減を確認）

15. 血清CK値が増加するのはどれか．2つ選べ．
- ① 重症筋無力症
- ② 筋萎縮性側索硬化症
- ③ 進行性筋ジストロフィ
- ④ 皮膚筋炎
- ⑤ 甲状腺機能亢進症

16. 正しい組合せはどれか．
- ① 多発性硬化症 ――――― 脳脊髄液IgM増加
- ② 多発性筋炎 ――――― 抗アセチルコリン受容体抗体陽性
- ③ 進行性筋ジストロフィ ― 尿クレアチン増加
- ④ 重症筋無力症 ――――― 尿ミオグロビン増加
- ⑤ 周期性四肢麻痺 ――――― 血清カルシウム減少

17. 正しい組合せはどれか．
- ① 重症筋無力症 ――――――――――― 尿中クレアチン増加
- ② 原発性アルドステロン症 ――――― 尿pH低下（酸性尿）
- ③ Cushing病 ―――――――――――― 尿中カリウム低下
- ④ 先天性胆道閉鎖症 ――――――――― 尿ウロビリノゲン増加
- ⑤ ポルフィリン尿症 ――――――――― 尿潜血反応陽性

15-③と④（CKは筋萎縮が筋原性か神経原性かの鑑別に重要であり，神経原性筋萎縮では通常，正常閾値を示す），16-③（①多発性硬化症では髄液中IgGが増加．②多発性筋炎では抗核抗体が約70％で陽性．③進行性筋ジストロフィでは尿中クレアチンが増加し，クレアチニンが減少．④重症筋無力症では筋崩壊はないので，尿中・血中ミオグロビン，クレアチンは増加しない．⑤周期性四肢麻痺では低K血症を伴うことが多い），17-①（②原発性アルドステロン症では中性またはアルカリ性を呈し，多尿，軽い蛋白尿が認められる．③Cushing病ではNa蓄積，K排出が起こるため尿中Kは上昇する（低K血症）．④ビリルビンが腸内に到達しないと尿中ウロビリノゲンは欠如．⑤ポルフィリン尿症では，ヘム合成が阻害されている．赤い尿はポルフィリンによるもので，潜血反応は出ない）

12 アレルギー性疾患・膠原病・免疫不全

A アレルギー性疾患

> **学習の目標**
> - ☐ 蕁麻疹
> - ☐ 気管支喘息
> - ☐ 花粉症
> - ☐ アレルギー性鼻炎
> - ☐ 特異的IgE抗体
> - ☐ アトピー性皮膚炎

1 蕁麻疹

1．原因
即時型アレルギー性（I型）ないし非アレルギー性（寒冷，日光，機械刺激，心因など）に，肥満細胞から遊離される化学伝達物質による毛細血管の透過性亢進で発疹する．接触性皮膚炎はIV型の遅延型反応で，数日前から使用した衣類や金属アクセサリーなどによりしばしば起こる．

① 食事性：卵，牛乳，ピーナッツ，そば，小麦，魚，えび，かに（前5品目は食品衛生法で表示が義務づけられている）．
② あらゆる薬物．
③ 輸血．
①～③は即時型アレルギー性．

2．症状
① 搔痒を伴った膨疹（表在性，局在性の真皮上層の浮腫）．
② 全身性の即時型アレルギー反応であるアナフィラキシーを起こした場合では，喉頭浮腫，血圧低下，腹疝痛などを伴う）．

3．診断
① プリック反応や皮内反応，パッチテストなどの皮膚反応テスト．
② 血清特異的IgE抗体測定．

4．治療
① 抗ヒスタミン薬，抗アレルギー薬．
② 副腎皮質ステロイド．
③ 原因物質除去．

気管支喘息 (3章のB-1「気管支喘息」の項を参照)

花粉症

1．原因
　花粉，ほこりなど抗原物質と鼻粘膜のIgE抗体が結合し，肥満細胞や好塩基球から化学伝達物質が放出されるⅠ型アレルギー．その作用で鼻粘膜の浮腫，鼻汁分泌，くしゃみを生じるアレルギー性鼻炎を引き起こすが，アレルギー性結膜炎もしばしば併発する．

2．症状
①くしゃみ．
②多量の水様鼻汁．
③鼻閉．
④頭痛．

3．診断
①鼻粘膜の白っぽい腫脹．
②鼻汁好酸球増加．
③原因物質の検査：皮内反応，アレルゲン吸着試験（radioallergosorbent test；RAST）法による特異的IgE抗体の測定．

4．治療
①抗ヒスタミン薬，抗アレルギー薬．
②局所副腎皮質ステロイド吸入薬．
③減感作療法．

アトピー性皮膚炎

1．原因
　複数の非特異的刺激や特異的アレルゲンの関与により炎症を生じ慢性の経過をとる湿疹．Ⅰ型アレルギーが関与．

2．症状
①搔痒と搔破
②皮疹：
- 乳幼児期：顔面，頭部の紅斑，丘疹．次第に頸部や体幹，四肢へ拡大．湿潤傾向が強く，痂皮（かひ）を伴う．

- 幼小児期：乾燥傾向．頸部や屈曲部の関節窩に苔癬化．
- 思春期，成人期：軽快傾向があるが，皮疹は乾燥し，関節窩に苔癬化傾向．

3．診断
特異的皮疹とアトピー性疾患の家族歴．

4．治療
①副腎皮質ステロイド，タクロリムス外用薬．
②抗ヒスタミン薬，保湿薬．

B 膠原病および類縁疾患

学習の目標

- □ 全身性エリテマトーデス（SLE）
- □ 抗核抗体
- □ 抗Sm抗体
- □ 抗リン脂質抗体症候群
- □ 混合性結合組織病（MCTD）
- □ 抗U1-RNP抗体
- □ Raynaud（レイノー）現象
- □ 関節リウマチ（RA）
- □ リウマトイド因子
- □ 抗CCP抗体
- □ 多発性筋炎
- □ 皮膚筋炎
- □ 抗Jo-1抗体
- □ 結節性多発動脈炎
- □ リウマチ熱
- □ A群β溶連菌
- □ 心炎
- □ Behçet（ベーチェット）病
- □ アフタ性潰瘍
- □ Sjögren（シェーグレン）症候群
- □ 抗SS-A，抗SS-B抗体
- □ 強皮症
- □ 抗Scl-70抗体

1 全身性エリテマトーデス（SLE）

1．原因
自己抗体と免疫複合体沈着による全身各臓器結合織の自己免疫性慢性炎症性疾患．青年女性に多い．遺伝要因に後天的要因が加わって発症する多因子疾患．

2．症状
①全身症状：発熱，全身倦怠感，体重減少．
②皮膚・粘膜症状：顔面の蝶形紅斑，日光過敏症，脱毛，口腔内潰瘍．
③関節・筋肉症状：多発性関節痛．
④腎症状：乏尿，浮腫．
⑤神経症状：痙攣，精神神経症状，髄膜炎．
⑥呼吸器症状：胸膜炎．
⑦心血管症状：心外膜炎，心筋炎．
⑧消化器症状：嘔吐，腹痛，肝機能障害．

3．診断
①白血球減少（とくにリンパ球減少），血小板減少，貧血，CRP上昇，赤沈促進，補体低下．
②抗核抗体，抗二本鎖DNA抗体，抗Sm抗体，リウマトイド因子陽性．抗リン脂質抗体やループスアンチコアグラントを認めることがある．
③蛋白尿，細胞性円柱．
④血清γ-グロブリン増加．
⑤クリオグロブリン血症．
⑥腎生検：ループス腎炎像．

4．治療
①副腎皮質ステロイド．
②免疫抑制薬．

抗リン脂質抗体症候群

1．原因
血中にリン脂質結合蛋白に対する抗体が証明され，動静脈血栓症，習慣流産，血小板減少などをきたす疾患．SLEなどの自己免疫疾患に伴う二次性と，明らかな誘因をもたない原発性がある．

2．症状
①動静脈血栓症．
②妊娠合併症：習慣流産，子宮内胎児発育遅延．

3．診断
①抗カルジオリピン/β₂-GPI複合体抗体陽性．抗カルジオリピン抗体，梅毒血清反応生物学的偽陽性．

②ループスアンチコアグラント（リン脂質依存性凝固時間を延長させる免疫グロブリン）陽性．
③軽度の血小板減少．

4．治療
①動脈血栓症予防に少量アスピリンなどによる抗血小板療法．静脈血栓症予防にワルファリンなどの抗凝固薬．
②血栓症急性期は血栓溶解療法や抗凝固療法．
③多臓器不全をもたらす劇症型では血漿交換を行うこともある．

混合性結合組織病（MCTD）

1．原因
SLE，強皮症，多発性筋炎などにみられる症状や所見が混在し，血清中に抗U1-RNP（anti-U1-ribonucleoprotein）抗体がみられる疾患．遺伝要因に後天的要因が加わって発症．

2．症状
①Raynaud（レイノー）現象（寒冷曝露や精神的緊張により誘発される手指の色調変化で，虚血の白，チアノーゼの紫，再疎通の赤の三相性変化を示す）．
②指または手背の腫脹．ソーセージ様手指．
③多発関節炎ほか，SLE，強皮症，多発性筋炎のような症状．

3．診断
①抗U1-RNP抗体，リウマトイド因子陽性．

4．治療
①副腎皮質ステロイド．
②血管拡張薬（Ca拮抗薬，プロスタサイクリン製剤）．
③5〜10％に併発する肺高血圧が生じると在宅酸素療法も必要となり，予後が悪い．

関節リウマチ（RA）

1．原因
滑膜炎に始まる多発関節炎を主病変とする全身性自己免疫疾患．滑膜の炎症は軟骨，骨にも波及して，関節の破壊と変形が起こる．遺伝要因に後天的要因が加わって発症．

2．症状
①朝の手のこわばり．多発性，対称性の関節症状（関節の腫脹，痛み，変形，指の尺側偏位など）．
②皮下結節．
③心血管系：心膜炎，心筋炎，血管炎．
④呼吸器系：胸膜炎，間質性肺炎．

3．診断
①CRP上昇，赤沈促進．
②リウマトイド因子（IgGのFc部分に対する自己抗体）陽性（陽性率は約80％と最多だが，特異度は高くない），抗CCP（抗環状シトルリン化ペプチド）抗体陽性（早期診断），マトリックスメタロプロテアーゼ（MMP-3）陽性（滑膜で産生される蛋白質分解酵素で疾患活動性を反映）．
③関節X線：関節部の骨粗鬆症，裂隙狭小化，骨びらん．
④貧血．
⑤補体価上昇．
⑥続発性アミロイドーシス合併．

4．治療
①メトトレキサートなど抗リウマチ薬．
②非ステロイド抗炎症薬．
③副腎皮質ステロイド，免疫抑制薬，抗サイトカイン療法など．

5 多発性筋炎

1．原因
横紋筋に広く炎症が起こる．悪性腫瘍を合併しやすい．皮膚症状を伴う場合を皮膚筋炎という．自己免疫性素因に環境因子が加わって発症．

2．症状
①近位筋群の筋力低下，筋肉痛．
②紅斑．上眼瞼の浮腫性紅斑をヘリオトロープ疹，手指関節伸側の落屑を伴う角化性紅斑をゴットロン徴候とよぶ．

3．診断
①CK，アルドラーゼ，AST，LD増加．
②尿中クレアチン増加．
③筋電図：筋原性変化．

④筋生検：炎症性細胞浸潤，筋線維破壊．
⑤赤沈促進，CRP上昇，高γ-グロブリン血症．
⑥抗核抗体，抗Jo-1（抗ヒスチジルtRNA合成酵素）抗体陽性．
⑦胸部X線，CT：間質性肺炎．
⑧筋炎罹患部はMRI浮腫描出画像で高信号．

4．治療
①急性期安静と回復期リハビリテーション．
②副腎皮質ステロイド（外用，経口，点滴），免疫抑制薬．

結節性多発動脈炎（polyarteritis nodosa；PAN）と顕微鏡的多発血管炎（microscopic polyangiitis；MPA）

1．原因
中小動脈，毛細血管の壊死性血管炎．HBVとの関連が示唆されている．より小さな血管に病変のある場合には顕微鏡的多発血管炎（MPA）という独立した疾患概念となる．p-ANCA，特にMPO-ANCA陽性が多いのはMPAで，PANでは陰性である．

2．症状
①倦怠感，発熱，体重減少，関節痛，筋肉痛，皮疹．
②多発性神経障害，中枢神経障害．
③腹痛，下血．
④腎機能障害．

3．診断
①生検：壊死性血管炎の所見（筋肉，腎）．
②抗ミエロペルオキシダーゼ抗好中球細胞質抗体（MPO-ANCA）（核周囲型ANCA，p-ANCAの主なもの）：MPAでは陽性．
③貧血，赤沈促進，白血球増多，CRP高値，高γ-グロブリン血症．
④蛋白尿，円柱尿，尿潜血．
⑤血管造影：多発動脈瘤，内腔狭窄．

4．治療
副腎皮質ステロイドないし免疫抑制薬併用．

7 血管炎症候群の分類

①大型血管炎：高安動脈炎，巨細胞性動脈炎
②中型血管炎：結節性多発動脈炎(PAN)，川崎病
③小型血管炎：顕微鏡的多発血管炎(MPA)，多発血管炎性肉芽腫症（Wegener肉芽腫症）など．

多発血管炎性肉芽腫症では全身性の壊死性肉芽腫性血管炎，上気道と肺の壊死性肉芽腫，腎の壊死性半月体形成性糸球体腎炎の三徴候を認める．細胞質型抗好中球細胞質抗体(c-ANCA)，プロティナーゼ3に対する抗体PR3-ANCAを認める．

8 リウマチ熱

1．原因

A群β溶血性レンサ球菌(A群β溶連菌)の上気道感染に続いて，2〜3週後に心臓，関節，皮膚，中枢神経などに非化膿性炎症を生じた病態．溶連菌の表面抗原と組織の交差免疫機序による自己免疫反応が関与する．心炎再発反復により心内膜，弁に不可逆的な慢性炎症と瘢痕を残すと後天性弁膜症となる．

2．症状

①心内膜炎など心炎（多彩な心雑音が聴取される）．
②多関節炎，発熱．
③輪状紅斑，皮下結節．
④舞踏病．

3．診断

①咽頭培養，迅速溶連菌抗原試験：A群β溶連菌の検出．リウマチ熱発症後の陽性率は30％程度．
②急性炎症反応：CRP上昇，赤沈亢進．
③抗溶連菌抗体ASO，ASK陽性．
④心電図：PR延長．
⑤心エコー：弁膜症，左心室拡大など．

4．治療

①抗溶連菌抗菌薬ペニシリン投与．
②急性期関節炎にアスピリン．心炎，舞踏病に副腎皮質ステロイド投与．

Behçet（ベーチェット）病

1．原因
HLA-B51に連鎖する素因のもと，口腔粘膜アフタ性潰瘍，皮膚発疹，外陰部潰瘍，眼のブドウ膜炎を生じる．男女比同数．

2．症状
①口腔粘膜にアフタ性潰瘍．
②視力障害：網膜ブドウ膜炎型，虹彩毛様体炎型．
③皮膚症状：結節性紅斑と毛嚢炎様皮疹．
④外陰部症状：アフタ性潰瘍．
⑤関節症状：関節炎．
⑥消化器症状（腸管Behçet病）：下痢，便秘，嘔気，嘔吐．
⑦神経症状（神経Behçet病）：頭痛，項部強直，言語障害，不安．
⑧血管症状（血管Behçet病）：静脈血栓，動脈瘤や血栓．

3．診断
①赤沈促進，CRP上昇，白血球増多．
②皮膚針反応（24〜48時間後の無菌性小膿瘍形成）．
③免疫グロブリン増量（とくにIgA，IgD）．
④消化管内視鏡，髄液，脳波，脳MRIなど：特殊病型の診断．

4．治療
①非ステロイド性抗炎症薬．
②副腎皮質ステロイド．

Sjögren（シェーグレン）症候群

1．原因
乾燥性角結膜炎，慢性唾液腺炎による口腔乾燥症を主徴とする自己免疫疾患．女性に多く，原発性と他の膠原病に続発する場合がある．遺伝的素因と環境因子が関与．

2．症状
①眼症状：涙が出ないことによる異物感，疲労，充血．
②口腔症状：唾液が出ないことによる口腔乾燥感，口腔内発赤，疼痛，齲歯多発．
③多発関節痛．
④皮膚症状：Raynaud現象，環状紅斑．

3．診断
①涙腺障害検査（シルマー試験で涙液量測定，ローズベンガル試験で乾燥性角結膜炎の検出）．
②唾液腺障害検査（ガム試験で唾液量分泌低下，唾液腺シンチグラムで集積を確認）．
③口唇の小唾液腺，涙腺生検でリンパ球浸潤の組織像．
④高γ-グロブリン血症，リウマトイド因子，抗核抗体陽性．
⑤抗SS-A抗体，抗SS-B抗体陽性（とくに後者の特異性が高い）．

4．治療
①副腎皮質ステロイド．
②人工涙液，人工唾液．

11 強皮症

1．原因
　膠原線維の増殖と細胞浸潤による皮膚の硬化と内臓の間質線維化，小血管病変による末梢循環障害を呈する．原因は不明であるが，自己免疫性で，中年女性に多い．全身性硬化症ともよばれる．

2．症状
①皮膚のこわばり，皮膚の硬化，手指の屈曲性拘縮．
②Raynaud現象．
③食道病変による嚥下困難，小腸病変による吸収不良症候群．
④関節痛．

3．診断
①皮膚生検：膠原線維の増生，小動脈内膜肥厚．
②抗核抗体，リウマトイド因子陽性，抗Scl-70抗体（全身型），抗セントロメア抗体（限局型）陽性．
③赤沈促進，CRP上昇，高γ-グロブリン血症．
④胸部X線，CT：粒状網状影（間質性肺炎）．

4．治療
①D-ペニシラミン（コラーゲンの分子内結合障害）．
②Raynaud現象には血管拡張薬や抗血小板薬．
③種々の臓器疾患には対症療法．

C 免疫不全

> **学習の目標**
> - [ ] 原発性免疫不全症候群
> - [ ] 無γ-グロブリン血症
> - [ ] 重症複合免疫不全症
> - [ ] 慢性肉芽腫症
> - [ ] 原発性補体欠損症

1. 原因

免疫系に発現する遺伝子の先天異常で,易感染性を主徴とする疾患群を原発性免疫不全症候群と総称する.免疫調節機能の異常で自己免疫疾患,アレルギー,発がんがみられる.

① 無γ-グロブリン血症:X連鎖劣性(潜性)遺伝.*BTK*(Bruton's tyrosine kinase)遺伝子異常.すべての免疫グロブリン低下.
② 重症複合免疫不全症:X連鎖ないし常染色体劣性(潜性)遺伝.シグナル伝達分子受容体の遺伝子異常.液性免疫,細胞性免疫異常.
③ 慢性肉芽腫症:X連鎖ないし常染色体劣性(潜性)遺伝.活性酸素産生にかかわるNADPHオキシダーゼ遺伝子異常.食細胞の活性酸素産生障害で,貪食した微生物を殺菌できない.
④ 原発性補体欠損症:補体成分の欠損.

HIVなどのウイルス感染,抗がん剤や免疫抑制薬,栄養障害などに続発して起こるものは,続発性免疫不全という.

2. 症状

① 免疫能の低下で小児期から易感染性があり,しかも反復,遷延,重症化しやすい.
② 成長障害,自己免疫疾患や悪性腫瘍を発症する可能性も増大する.

3. 診断

① 抗体不全:免疫グロブリン低値,B細胞数減少.
② 細胞免疫不全:末梢血T細胞数減少とサブセットの異常.遅延型皮内反応低下など.
③ 食細胞機能不全:好中球殺菌能低下など.
④ 補体欠損:CH50,C3,C4の低下.

4. 治療

① 免疫グロブリン補充や抗菌薬投与.
② 重症複合免疫不全症,慢性肉芽腫症には造血幹細胞移植.

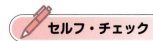

セルフ・チェック

A 次の文章で正しいものに〇，誤っているものに×をつけよ．

	〇	×
1. 蕁麻疹には心因性のものがある．	□	□
2. 気管支喘息は喘鳴を伴う呼吸困難の状態である．	□	□
3. 気管支喘息では痰に好塩基球がみられる．	□	□
4. アレルギー性鼻炎では鼻汁に好酸球がみられる．	□	□
5. 全身性エリテマトーデスでは補体価が低下する．	□	□
6. 全身性エリテマトーデスではループス腎炎像をみることが多い．	□	□
7. 抗リン脂質抗体症候群では出血症状が出やすい．	□	□
8. 抗U1-RNP抗体は混合性結合組織病に特徴的である．	□	□
9. 関節リウマチ以外ではリウマトイド因子は陽性とならない．	□	□
10. 多発性筋炎ではCK，アルドラーゼの増加がみられる．	□	□
11. 顕微鏡的多発血管炎ではc-ANCAが陽性となる．	□	□
12. リウマチ熱の原因はブドウ球菌である．	□	□
13. Behçet病では唾液分泌が少ない．	□	□
14. Sjögren症候群は外陰部潰瘍を生じやすい．	□	□
15. 強皮症ではRaynaud現象が出やすい．	□	□
16. 重症免疫不全症や慢性肉芽腫症では造血幹細胞移植が行われる．	□	□

A 1-〇，2-〇，3-×（好酸球），4-〇，5-〇，6-〇，7-×（血栓症状），8-〇，9-×（特異性は低い），10-〇，11-×（p-ANCA），12-×（A群β溶連菌），13-×（Sjögren症候群でみられる），14-×（Behçet病でみられる），15-〇，16-〇

B

1. 誤っている組合せはどれか．
   - ① Sjögren症候群 ─────── 唾液分泌過多
   - ② 全身性硬化症（強皮症）─── Raynaud現象
   - ③ 皮膚筋炎 ─────────── 悪性腫瘍の合併
   - ④ 原発性胆汁性肝硬変 ───── かゆみ
   - ⑤ 全身性エリテマトーデス ── 蝶形紅斑

2. IgGに対して自己抗体が最も高頻度に検出されるのはどれか．
   - ① 全身性エリテマトーデス
   - ② 皮膚筋炎
   - ③ Wegener肉芽腫症
   - ④ 関節リウマチ
   - ⑤ 反応性関節炎（Reiter症候群）

3. 関節リウマチに関係があるのはどれか．2つ選べ．
   - ① アミロイドーシス
   - ② 指の尺側偏位
   - ③ ASO価上昇
   - ④ 輪状紅斑
   - ⑤ アフタ性潰瘍

4. 全身性エリテマトーデスの診断に有用なのはどれか．2つ選べ．
   - ① 抗セントロメア抗体
   - ② 抗平滑筋抗体
   - ③ 抗Sm抗体
   - ④ 抗二本鎖DNA抗体
   - ⑤ 抗基底膜抗体

B 1-①（①Sjögren症候群では唾液腺，涙腺など各種分泌腺の分泌が減少），2-④（⑤反応性関節炎は微生物感染に続いて発症する），3-①と②，4-③と④（全身性エリテマトーデス（SLE）は，抗核抗体などの自己抗体を産生することによって起こる多臓器障害性の慢性炎症性疾患．③，④が特異性の高い抗核抗体）

5．疾患と臨床症状の組合せで正しいのはどれか．
- ① 強皮症 ──────────── 蝶形紅斑
- ② Behçet病 ─────────── Raynaud現象
- ③ リウマチ熱 ─────────── ブドウ膜炎
- ④ Sjögren症候群 ─────── 口腔乾燥
- ⑤ 全身性エリテマトーデス ─── 陰部潰瘍

6．関連の深い組合せはどれか．2つ選べ．
- ① 全身性エリテマトーデス － 抗DNA抗体の出現
- ② 慢性カドミウム中毒 ──── 尿中β_2-ミクログロブリン上昇
- ③ 高カルシウム血症 ────── 心電図上QT時間延長
- ④ 原発性アルドステロン症 ── 血漿レニン活性上昇
- ⑤ 重症複合免疫不全症 ──── リンパ球芽球化反応増加

7．原発性細胞性免疫不全症でみられない所見はどれか．
- ① 血清γ-グロブリンが著しく減少する．
- ② 胸腺低形成や異形成を伴うことが多い．
- ③ ウイルス，真菌，原虫などの感染が多い．
- ④ 遅延型皮膚過敏反応は陰性化する．
- ⑤ 末梢血B細胞が増加する．

8．関連のある組合せはどれか．2つ選べ．
- ① 全身性エリテマトーデス ─── 抗セントロメア抗体
- ② 関節リウマチ ────────── 変性IgM
- ③ Sjögren症候群 ───────── 抗ミエリン抗体
- ④ 橋本病 ───────────── 抗サイログロブリン抗体
- ⑤ アナフィラキシー ───────── IgE抗体

5-④（①蝶形紅斑はSLEの皮膚症状の特徴．②Raynaud現象は全身性硬化症（強皮症）の血管病変．③ブドウ膜炎はBehçet病，サルコイドーシスが原因となる．⑤陰部潰瘍は性器ヘルペス，梅毒，軟性下疳などの性行為感染症で認められる）．6-①と②（①SLEの急性活動期に抗DNA抗体は高率で陽性．③低カルシウム血症．④レニン活性低値．⑤リンパ球芽球化反応の低下），7-①（細胞性免疫不全を中心とする病型は，主にT細胞機能不全，代表的なDi George症候群では一般的に血清γ-グロブリンは正常で，T細胞が欠損または高度減少し，代償的にB細胞増加），8-④と⑤（①SLEではSLE患者に特異性の高い非ヒストン核蛋白抗体の抗Sm抗体が陽性．②変性IgGに対する抗体がリウマトイド因子で，IgMクラスが多い．③ミエリン塩基蛋白は，中枢神経のミエリン鞘に局在）

13 代謝・栄養障害

A 先天性代謝異常

学習の目標
- □ ポルフィリン症
- □ フェニルケトン尿症
- □ フェニルアラニン
- □ Gaucher（ゴーシェ）病
- □ Niemann-Pick（ニーマン・ピック）病
- □ Wilson（ウィルソン）病

ポルフィリン症

1．原因
ヘム合成酵素の先天的異常により，合成経路の前駆物質が過剰に産生されて起こる代謝異常症．

2．分類
①骨髄性ポルフィリン症：骨髄赤芽球でポルフィリン過剰産生．
②肝性ポルフィリン症：肝でポルフィリン過剰産生．

3．症状
①皮膚ポルフィリン症（骨髄性，肝性）：光線過敏症．
②急性ポルフィリン症（肝性）：薬物，妊娠，飢餓，ストレスなどの誘因がある．

その他に，急性腹症（腹痛．神経系の機能異常による），神経症状（四肢麻痺，球麻痺），精神症状（ヒステリー）．

4．診断
尿・糞便中のポルフィリンやその前駆物質の増加．尿中ポルフィリンの増加により肉眼的に赤ワイン色を呈する．

5．治療
(1) 骨髄性
①遮光など，誘因を避ける．

(2) 肝性
①腹痛や痙攣発作などに鎮痛薬（クロルプロマジン塩酸塩や麻薬），向精神薬．

②グルコース補液（δ-アミノレブリン酸合成酵素活性抑制）．
③遮光など，誘因を避ける．
④ヘム製剤投与．

フェニルケトン尿症

1．原因
フェニルアラニン水酸化酵素の遺伝的欠損による常染色体劣性（潜性）遺伝疾患．フェニルアラニン水酸化酵素の欠乏によりフェニルアラニンがチロシンに変わらないので，フェニルアラニン過剰となり，脳の蛋白質・脂質合成障害が起こる．

2．症状
①精神発達遅滞．
②メラニン色素形成が低下して赤毛，皮膚白色．
③痙攣発作．
④湿疹．

3．診断
①血中・尿中フェニルアラニン（Phe）増加．
②血液を用いるガスリー法（濾紙法）：陽性．新生児マス・スクリーニングに導入されている．

4．治療
生後1カ月以内から低フェニルアラニン食．制限目標設定は年齢により変わるが，制限は成人になっても生涯継続．

Gaucher（ゴーシェ）病

1．原因
染色体1q21に存在するグルコセレブロシダーゼの遺伝子異常による欠損により，グルコセレブロシドがマクロファージに蓄積する常染色体劣性（潜性）遺伝疾患．先天性脂質代謝異常症．

2．症状
①Ⅰ型（慢性非神経型・成人型）：肝脾腫・貧血・血小板減少など脾機能亢進症状，疼痛・骨折などの骨合併症．
②Ⅱ型（急性神経型・乳児型）：肝脾腫，精神運動発達遅延・痙攣などの神経症状．生後数年で死に至る．

③Ⅲ型（慢性神経型・若年型）：Ⅰ型症状に加え，知的障害，ミオクローヌス，小脳失調などの神経症状．寿命は20～30歳代．

3．診断
①骨髄にグルコセレブロシド貪食大型細胞のGaucher細胞．
②末梢血白血球または培養皮膚線維芽細胞のグルコセレブロシダーゼ活性低下．

4．治療
①グルコセレブロシダーゼ補充療法．
②グルコシルセラミド合成酵素阻害薬．

4 Niemann-Pick（ニーマン・ピック）病

1．原因
スフィンゴミエリナーゼ欠損により肝・脾臓に大量のスフィンゴミエリンが蓄積する常染色体劣性（潜性）遺伝の先天性脂質代謝異常症．

2．症状
①肝脾腫．
②精神運動発達障害．

3．診断
①骨髄に大型泡沫状のNiemann-Pick細胞．
②白血球または培養線維芽細胞のスフィンゴミエリナーゼ活性低下．

4．治療
特異的治療はまだない．

5 Wilson（ウィルソン）病

1．原因
肝レンズ核変性症ともよばれ，全身の組織，特に肝・脳・腎・角膜などに銅が過剰に蓄積する常染色体劣性（潜性）遺伝疾患．13番染色体に存在する*ATP7B*遺伝子異常．肝臓から胆汁への銅の排泄障害と結合蛋白セルロプラスミン合成障害がある．

2．症状
①肝障害が小児期に必発し，思春期以降，肝硬変へ移行する．
②神経症状が10歳以降に出現．若年型：筋緊張亢進，構音障害，運動失調，舞踏病様運動．成人型：振戦，構音障害．

③暗緑色〜暗褐色のKayser-Fleischer（カイザー・フライシャー）角膜輪．

3．診断
①血清セルロプラスミン低下．
②血清銅低下．
③肝生検で銅増加．
④*ATP7B*遺伝子解析．

4．治療
①低銅食．甲殻類，キノコ類，レバー，チョコレート，ナッツなどを控える．
②銅キレート薬D-ペニシラミン投与．

B 糖代謝異常

学習の目標
- 糖尿病
- 1型糖尿病
- 2型糖尿病
- 二次性糖尿病
- グリコヘモグロビン
- 糖原病
- von Gierke（フォン・ギールケ）病

糖尿病

1．原因
インスリン分泌不足ないしインスリン感受性低下により血糖値の上昇をきたし，それに伴い代謝異常を呈する疾患．長期にわたり血糖高値が続くと，動脈硬化，網膜症，腎症，神経障害などの合併症を併発する．

2．分類
(1) 1型糖尿病
①膵β細胞破壊で，絶対的インスリン欠乏に至る．HLA-DRやHLA-DQに関連がある．日本では全糖尿病の1〜2％のみ．
②抗グルタミン酸脱炭酸酵素（GAD）抗体，抗ランゲルハンス島細胞抗体，抗インスリン抗体形成などの自己免疫性と特発性があ

る．遺伝因子にウイルス感染などなんらかの環境因子が加わって発症する．
③25歳以下で発症．
④多くはインスリン依存型糖尿病(IDDM)．

(2) 2型糖尿病
①肥満, 過食, 運動不足, ストレスなどの後天的原因により発症．インスリン分泌低下ないしインスリン抵抗性による相対的不足などがある．
②中年以降に発症．家族内発症が多い多因子遺伝性疾患．
③食事療法, 経口糖尿病薬が有効〔多くはインスリン非依存型糖尿病(NIDDM)〕．

(3) 二次性糖尿病
膵外分泌疾患, 内分泌疾患, 肝疾患で高血糖, 糖尿が現れる．

3．症状
①多尿．
②口渇, 多飲．
③疲労感．
④やせ．
⑤四肢のしびれ, 性欲減退, 神経障害など．
⑥網膜症, 白内障．

4．診断
①尿：多尿, 芳香臭, 尿糖, 蛋白尿(腎症発症で), アセトン体(重症で)．
②高血糖(空腹時126mg/dL以上ないし随時血糖200mg/dL以上)．
③ブドウ糖負荷試験(OGTT)：過血糖の持続時間延長(75g OGTT 2時間値200mg/dL以上)．
④血中インスリン, 血中・尿中C-ペプチド：インスリン依存型では分泌障害．
⑤グリコヘモグロビン(HbA1c, 過去1～2カ月の血糖値反映), フルクトサミン(同1～3週間), グリコアルブミン(同2～3週間)増加．
⑥血清コレステロール, トリグリセライド, 遊離脂肪酸の増加, ケトン血症(アシドーシスを生じる)．

5．治療
①食事療法(理想体重×25kcal), 運動療法．
②経口抗糖尿病薬(インスリン分泌促進薬, α-グルコシダーゼ阻害

薬，インスリン抵抗性改善薬）．
③インスリン注射．

糖原病

1．原因
グリコーゲン代謝系の先天性酵素欠損に基づき，組織に多量のグリコーゲンないし構造異常のグリコーゲンが蓄積するか欠損するため，組織の機能障害をきたす疾患．15病型が知られる．Ia型（グルコース-6-ホスファターゼ欠損症）がvon Gierke（フォン・ギールケ）病とよばれ，グルコース-6-リン酸のグルコースへの転換障害により，肝・腎・小腸へのグリコーゲンの蓄積と低血糖を主徴とする．

2．症状
①空腹時低血糖症状（冷汗，頻脈，脱力，昏睡など）．
②肝腫大，腹部膨満．
③発育遅延．
④血小板機能異常による鼻出血．
⑤頬部がふっくらした人形様顔貌．

3．診断
①空腹時低血糖．
②高トリグリセライド血症，高コレステロール血症．
③血清AST，ALT上昇．
④高乳酸血症，高尿酸血症．
⑤肝生検によるグルコース-6-ホスファターゼなど（Ia型）の酵素活性の低下で確定診断．

4．治療
①頻回食事摂取など低血糖予防．
②高尿酸血症に尿酸生成抑制薬アロプリノール投与．

C 脂質代謝異常

学習の目標
- □ 脂質異常症
- □ リポ蛋白

1 脂質異常症

空腹時血清中のLDL-コレステロール(LDL-C)が140 mg/dL以上,トリグリセライド(TG)が150 mg/dL以上,HDL-コレステロール(HDL-C)が40 mg/dL未満.

1. 原因
(1) 原発性
遺伝的素因による家族性.

(2) 続発性
① 内分泌疾患:甲状腺機能低下症,糖尿病,Cushing症候群,肥満症.
② 糖代謝異常:von Gierke病(糖原病),リポジストロフィ.
③ 肝胆道疾患:閉塞性黄疸.
④ 腎疾患:ネフローゼ症候群.
⑤ 食事性.

2. 症状
① 脂質異常症だけでは自覚症状はない.
② 動脈硬化性血管障害(冠動脈硬化,心筋梗塞,脳梗塞,腎梗塞,閉塞性動脈硬化症).
③ 黄色腫(腱,皮膚などにコレステロールエステルを多量に含む泡沫細胞の集簇).

3. 診断
血清脂質測定.
リポ蛋白分画測定.
① 動脈硬化:高脂血症分類 IIa, IIb, III, IV, V型.
② 膵炎:TG 400 mg/dL以上のI, IV, V型で発症.
③ 高HDL-C血症:HDL-Cは抗動脈硬化作用をもつが,100 mg/dL以上に上昇した症例のなかに動脈硬化促進作用が認められる場合もある.

4．治療
①食事療法，運動療法．
②高コレステロール血症にはスタチン系薬剤など，高TG血症にはフィブラート系薬剤など．

D　蛋白代謝異常

学習の目標
- □ アミロイドーシス
- □ アミロイド

1 アミロイドーシス

1．原因
線維蛋白アミロイドが組織や臓器の細胞外に沈着．①，②は免疫グロブリン性アミロイドーシス（ALアミロイドーシス）とよばれる．
①原発性（免疫グロブリンL鎖ないしその断片）：AL蛋白．
②骨髄腫など形質細胞異常症に伴うもの：AL蛋白．
③慢性炎症続発性（結核などの慢性感染症，関節リウマチ）：AA蛋白〔急性期反応性蛋白である血清アミロイドA（SAA）から変換〕．
④限局性（Alzheimer型認知症の脳など）：Aβ蛋白など．
⑤透析関連アミロイドーシス：長期透析患者の骨関節系を中心にβ_2-ミクログロブリンが変化して沈着する．手根管症候群や大腿骨頭壊死，大動脈弁狭窄症を呈する．
⑥常染色体優性（顕性）遺伝の家族性アミロイドポリニューロパチー：トランスサイレチン由来アミロイド．長野県，熊本県に患者が多い．

2．症状
血管脆弱性による紫斑，出血傾向などのほか，
①腎アミロイドーシス：浮腫，蛋白尿．
②心アミロイドーシス：息切れ，浮腫，心不全，不整脈．
③肝アミロイドーシス：肝腫大，黄疸，腹水．
④消化管アミロイドーシス：巨舌症，食欲不振，嚥下障害，慢性下痢．
⑤神経アミロイドーシス：下肢しびれ感，筋力低下，立ちくらみ，インポテンツ．

3．診断
①生検（消化管，腎，腹壁脂肪，皮膚，腓腹神経など）．
②Congo red（コンゴーレッド）染色で橙赤色に染まり，緑色偏光を示す．
③血中免疫グロブリン増加．
④尿中・血中M蛋白，ベンス ジョーンズ蛋白の検出．

4．治療
①慢性炎症続発性に対しては原因疾患の治療．
②ALアミロイドーシスには副腎皮質ステロイドとプロテアソーム阻害薬，アルキル化剤の併用．自己末梢血幹細胞移植併用大量化学療法．
③家族性では肝移植．
④そのほか，対症療法．

E 尿酸代謝異常

学習の目標
- [ ] 痛風
- [ ] 尿酸

1 痛風

1．原因
プリン体の代謝異常あるいは最終産物の尿酸排泄障害により，体内に尿酸が異常蓄積．痛風結節，関節炎（尿酸ナトリウム結晶が析出．好中球を活性化して関節内で炎症を惹起するため痛風発作が起こる），腎障害，尿路結石を生じる．90％以上は男性．

2．分類
（1）原発性
①尿酸過剰産生．
②腎における特異的尿酸排泄低下．

（2）続発性
①尿酸過剰産生：細胞の崩壊亢進（白血病，多血症），プリン体摂取過剰．

②腎における尿酸排泄低下：腎機能低下（腎不全），尿酸クリアランス低下（飢餓，サイアザイド系利尿薬投与）．

3．症状
(1) 発作時
①急性関節炎．第1中足趾節間関節の発赤，腫脹，疼痛が典型的．
②発熱．
(2) 間欠期
無症状．
(3) 慢性結節性痛風
①痛風結節（皮下結節）：耳介，足，肘．
②骨破壊．

4．診断
①血液生化学検査：尿酸増加，尿素窒素・クレアチニン増加．
②尿検査：尿酸増加ないし尿酸クリアランス低下．
③関節液検査：尿酸ナトリウムの針状結晶．
④関節X線検査：関節の骨の打ち抜き像，病変が進むと骨質の破壊や吸収．
⑤CRP上昇，白血球増多．

5．治療
(1) 発作時
①コルヒチン．
②非ステロイド性抗炎症薬．
(2) 中間期
①尿酸排泄薬：尿酸トランスポーター阻害薬．
②尿酸生成抑制薬：キサンチン酸化酵素阻害薬．
③肥満，アルコール（特にビール）・動物の内臓や肉の過剰な摂取，激しい運動などを改善する．

 偽痛風

痛風は尿酸ナトリウムの結晶が原因となるが，ピロリン酸カルシウムの結晶が原因となる急性関節炎が偽痛風である．膝関節，手関節，足関節などの大関節に好発し，患者の大部分は80歳以上の高齢者で変形性関節症を伴う．

F　ビタミン代謝異常

> **学習の目標**
> - ビタミンA欠乏症
> - ビタミンB₁欠乏症
> - 脚気
> - ビタミンB₂欠乏症
> - ビタミンB₆欠乏症
> - ビタミンC欠乏症
> - 壊血病
> - Moeller-Barlow（メラー・バロウ）病
> - ビタミンD欠乏症

1 ビタミン欠乏症

ビタミンA欠乏

1．原因
ビタミンAは，レチニルエステルないし β-カロテン として摂取され，体内でレチノール，レチナール，レチノイン酸に変換され，生理作用を示す．レチナールは視覚に関与．レチノイン酸は成長や細胞分化の調節にも関与する．肝油，牛乳，卵黄，緑黄色野菜に多い．摂取不足で欠乏症をきたす．

2．症状
①夜盲症，眼球乾燥症．
②皮膚乾燥・角化症．
③気道感染抵抗の低下．

3．診断
①血清レチノール低下．
②暗順応不全．

4．治療
ビタミンA投与．

ビタミンB₁欠乏

1．原因
ビタミンB₁は米胚芽，酵母に多いが，エネルギー代謝の補酵素や神経機能の保持にかかわる．欠乏症は，ビタミンB₁吸収が低下する

アルコール多飲者に多い．グルコースがピルビン酸にまでしか代謝されず，ATP産生が障害されるとともに，ピルビン酸が乳酸に代謝され，乳酸アシドーシスの原因となる．脚気（多発性神経炎，脚気心，低アルブミン血症による全身浮腫の3主徴）を生じる．

2．症状
①全身倦怠感，易疲労性．
②徐脈，手足のしびれ，四肢末端の知覚異常（多発性神経炎）．
③下肢の浮腫．
④Wernicke（ウェルニッケ）脳症：意識障害，運動失調，眼球運動障害．

3．診断
①血中ビタミンB_1低値．
②血中ピルビン酸上昇．
③血中乳酸上昇．
④赤血球トランスケトラーゼ活性低下．

4．治療
ビタミンB_1投与．

ビタミンB_2欠乏

1．原因
ビタミンB_2は牛乳，肝，卵白，肉類に多い．摂取不足，肝障害（利用障害），抗菌薬投与（活性化障害）により欠乏症が起こる．

2．症状
①角膜周囲の充血，血管新生．
②口角炎・口唇炎．
③舌炎・口内炎．
④脂漏性皮膚炎．

3．診断
血中ビタミンB_2低値．

4．治療
ビタミンB_2投与．

ビタミンB_6欠乏

1．原因
ビタミンB_6は酵母，肝，肉類に多い．摂取不足，吸収障害，その

ほか，D-ペニシラミン，抗結核薬（イソニアジド）投与時など，ビタミンB_6利用障害で欠乏が起こるので予防投与が必要．

2．症状
①皮膚炎．
②口腔，舌，口唇の粘膜や結膜の炎症．
③低色素性貧血．
④痙攣．

3．診断
尿中ピリドキシン酸（ビタミンB_6代謝産物）低下．

4．治療
ビタミンB_6投与．

ビタミンC欠乏

1．原因
ビタミンCは新鮮な野菜，果物に多い．結合組織形成，骨芽細胞増殖のほか，酸化還元に関し，細胞内の呼吸作用を調整．摂取不足で壊血病（成人）やMoeller-Barlow病（メラー・バロウ病．乳児の壊血病で，骨膜下出血による骨・関節の腫脹・疼痛をきたす）を生じる．

2．症状
①出血傾向．
②骨粗鬆症．
③幼児では骨折．

3．診断
①血中ビタミンC量：減少．
②毛細血管抵抗値：ルンペル・レーデ現象陽性．
③骨のX線：骨膜肥厚，骨折像．

4．治療
ビタミンC投与．

ビタミンD欠乏

1．原因
肝油，酵母に多い．プロビタミンDとして摂取され，紫外線の作用でビタミンDになる．腸からのCa吸収を高め，有機リンを無機リンに変えて骨，歯に沈着させる．摂取不足，吸収不足，合成障害（日照不足，肝障害，腎障害）で欠乏症となり，くる病（小児）や骨軟化症（成

人)を生じる.

2. 症状
① 頭蓋骨泉門の閉鎖が遅れる.
② O脚, X脚, 鳩胸, 脊柱後彎, 狭骨盤.

3. 診断
① Ca：腸管からの吸収低下で血中減少.
② P：腸管からの吸収低下で血中減少.
③ 血清ALP：上昇.
④ ビタミンD：血中減少.
⑤ 骨のX線：骨皮質菲薄, 骨梁粗.

4. 治療
① ビタミンD投与.
② 日光浴.

G 鉄代謝異常

学習の目標
☐ ヘモクロマトーシス

ヘモクロマトーシス

1. 原因
鉄吸収過剰により肝, 膵, 皮膚などに沈着し, 組織障害をきたす.
① 遺伝性〔*HFE*遺伝子異常による常染色体劣性(潜性)遺伝〕.
② 大部分は続発性(輸血過剰, 無効造血).

2. 症状
① 肝腫大(肝硬変へ進展).
② 皮膚の灰色ないしブロンズ色沈着.
③ 糖尿病.
④ 心筋障害, 不整脈, 心不全.

3. 診断
① 血清鉄, トランスフェリン飽和度(鉄/総鉄結合能×100), フェリチン上昇.

②AST，ALT，LD，アルドラーゼ上昇．
③糖尿病．
④病理組織学的検査：肝，胃，直腸粘膜にヘモジデリン沈着．
⑤CT，MRI：肝などに鉄沈着の所見（CT値上昇，MRIではT1，T2強調画像とも低信号）．

4．治療
①特発性には瀉血．
②鉄キレート剤（デフェラシロクス内服など）．

H　生活習慣病

学習の目標
☐ メタボリックシンドローム

1 メタボリックシンドローム

　内臓肥満，インスリン抵抗性，低HDL-コレステロール血症，高トリグリセライド血症，高血圧など動脈硬化症の心血管疾患の危険因子が集積し，心血管イベントを起こしやすい病態を内臓脂肪症候群ないしメタボリックシンドローム（metabolic syndrome）とよぶ．内臓肥満，インスリン抵抗性という共通の病態基盤を背景に危険因子を偶発的でなく重複する疾患であり，動脈硬化の予防，治療の標的となる．

　2005年4月に日本人のメタボリックシンドロームの診断基準が公表された．
①腹囲：男性85cm以上，女性90cm以上．
②トリグリセライド：150mg/dL以上，またはHDL-コレステロール40mg未満．
③血圧：収縮期130mmHg以上または拡張期85mmHg以上．
④空腹時血漿中血糖値：110mg/dL以上．
①を満たし，②〜④のうち2つ以上に当てはまると，メタボリックシンドロームと診断される．

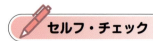

セルフ・チェック

A 次の文章で正しいものに〇，誤っているものに×をつけよ．

1. 骨髄性ポルフィリン症は光線過敏症を生じる．
2. 肝性ポルフィリン症では神経症状がみられる．
3. フェニルケトン尿症は低フェニルアラニンミルクが治療として用いられる．
4. Gaucher病では痙攣，ミオクローヌスなどの神経症状がみられる．
5. Niemann-Pick病では肝・脾腫がみられる．
6. Wilson病では血清セルロプラスミン増加があり，血清銅が低下する．
7. 1型糖尿病はインスリン非依存型である．
8. 2型糖尿病は栄養過剰などが原因となる．
9. 糖尿病の症状として口渇，多飲，やせなどがみられる．
10. von Gierke病では高血糖症状がみられる．
11. 脂質異常症は血中コレステロールとトリグリセライドの2つが増加しているものをいう．
12. ALアミロイドーシスではM蛋白が増加する．
13. 痛風は血中尿素窒素の増加が原因である．
14. 痛風発作の治療にコルヒチンが有効である．
15. ビタミンAはβ-カロテンとして摂取される．
16. ビタミンA欠乏症では夜盲症，皮膚角化症などがみられる．
17. ビタミンB_1欠乏症は脚気を生じる．
18. ビタミンB_2欠乏症は口角炎，舌炎，口唇炎などを生じる．

A 1-〇，2-〇，3-〇，4-〇，5-〇，6-×（セルロプラスミン低下），7-×（インスリン依存型），8-〇，9-〇，10-×（低血糖症状），11-×（どちらか増加していれば診断），12-〇，13-×（尿酸），14-〇，15-〇，16-〇，17-〇，18-〇

19. ビタミンB₆欠乏症はMoeller-Barlow病を生じる. □ □
20. ビタミンC欠乏症は出血傾向を生じる. □ □
21. ビタミンD欠乏症はくる病を生じる. □ □
22. ビタミンD欠乏症では血清カルシウムは増加し，血清リンは減少する. □ □
23. ヘモクロマトーシスでは血清鉄の増加がみられる. □ □

B

1. 誤っている組合せはどれか.
   - □ ① 脚　気 ──────────── ビタミンB₁欠乏
   - □ ② 先端巨大症 ──────── 成長ホルモン過剰分泌
   - □ ③ Wilson病 ────────── トランスフェリン合成障害
   - □ ④ 全身性エリテマトーデス ── 自己免疫
   - □ ⑤ 脊髄癆 ──────────── 梅毒トレポネーマ感染

2. 抗凝固剤を含む採血管を用いる必要があるのはどれか.
   - □ ① HbA1c
   - □ ② インスリン
   - □ ③ C-ペプチド
   - □ ④ グリコアルブミン
   - □ ⑤ 1,5-アンヒドログルシトール

3. 痛風について正しいのはどれか. 2つ選べ.
   - □ ① 男性に多い.
   - □ ② ピリミジン代謝の異常によって起こる.
   - □ ③ 赤沈は遅延する.
   - □ ④ 抗核抗体の陽性率は高い.
   - □ ⑤ 血清尿酸は高値である.

19-✕ (Moeller-Barlow病は小児のビタミンC欠乏症), 20-◯, 21-◯, 22-✕ (カルシウムは正常ないし減少), 23-◯

B 1-③ (Wilson病は遺伝的に肝におけるセルロプラスミン合成障害があり, 銅が諸臓器 (肝・脳・角膜・腎) に蓄積して障害を起こす), 2-① (②インスリン, ③C-ペプチド, ④グリコアルブミン, ⑤1,5-アンヒドログルシトールは, 血清が検体. ①HbA1cは全血が検体として用いられるため, 抗凝固剤のEDTA-2NaにNaFが添加された採血管による採血が行われる), 3-①と⑤ (痛風はプリン体の代謝・排泄にかかわる常染色体優性 (顕性) 遺伝と関係が深く, 高尿酸血症を伴う. 90～95%は男性が罹患)

4．誤っているのはどれか．
- ① 肝性昏睡では血液中のアンモニアが増加する．
- ② 痛風では血清尿素が増加する．
- ③ 腎不全では血清クレアチニンが増加する．
- ④ 呼吸不全では血液酸素分圧が低下する．
- ⑤ 急性心筋梗塞では血清クレアチンキナーゼのMB分画が増加する．

5．多発性神経炎の原因と関係の深いビタミンはどれか．
- ① A
- ② B_1
- ③ B_2
- ④ C
- ⑤ K

6．正しいのはどれか．
- ① 悪性貧血はビタミンB_{12}の欠乏で起こる．
- ② ペラグラ症はビタミンKの欠乏で起こる．
- ③ 多発性神経炎はビタミンCの欠乏で起こる．
- ④ 夜盲症はビタミンDの欠乏で起こる．
- ⑤ くる病はビタミンB_1の欠乏で起こる．

7．関連の深い組合せはどれか．2つ選べ．
- ① Sheehan症候群 ──── 下垂体後葉の壊死性病変
- ② リウマチ熱 ──── リウマトイド因子
- ③ ヘモクロマトーシス ──── ヘモジデリンの沈着
- ④ アナフィラキシー ──── IgE抗体
- ⑤ 急性糸球体腎炎 ──── 黄色ブドウ球菌の感染

4-②（痛風では血清尿酸が著増する．ただし，痛風腎が進行すると腎機能低下の検査像を呈する），5-②，6-①（欠乏ビタミンは，②ニコチン酸，③ビタミンB_1，④ビタミンA，⑤ビタミンD），7-③と④（①Sheehan症候群は分娩時下垂体前葉壊死によって起こる機能低下症．②リウマトイド因子は関節リウマチでしばしば陽性．⑤急性糸球体腎炎はA群β溶連菌の感染で起こる）

8．過去1〜2カ月間の血糖値の平均的レベルを推定する指標はどれか．
- □ ① 尿中ミクロアルブミン
- □ ② 尿　糖
- □ ③ 空腹時血糖
- □ ④ HbA1c
- □ ⑤ フルクトサミン

9．正しいのはどれか．2つ選べ．
- □ ① インスリン依存型（若年型）糖尿病の発症には生活習慣の関与が大である．
- □ ② ヘモグロビンA1cは糖尿病のコントロールの指標になる．
- □ ③ インスリンは膵島α細胞から分泌される．
- □ ④ 新生児の空腹時血糖値は成人の値とほぼ同じである．
- □ ⑤ 75g糖負荷試験で静脈全血の2時間値が200mg/dL以上の場合は糖尿病型に区分される．

10．正しい組合せはどれか．
- □ ① ヘモクロマトーシス ―― 血清フェリチン上昇
- □ ② 副甲状腺機能低下症 ―― 血清カルシウム上昇
- □ ③ 関節リウマチ ―――――― 血清鉄上昇
- □ ④ 肝硬変 ――――――――― 血清コリンエステラーゼ上昇
- □ ⑤ 抗利尿ホルモン不適合分泌症候群（SIADH）
　　　―――――――――― 血清ナトリウム上昇

8-④，9-②と⑤（①インスリン非依存型．③インスリンは膵島β細胞から分泌．④新生児の空腹時血糖は一般的に成人に比べ15〜20％低値），10-①（②副甲状腺機能低下症では低Ca血症，高P血症．③関節リウマチでは骨髄マクロファージにFeが貯留するため，血清鉄が低下．④肝細胞の合成機能障害のためAlb，ChE，TC（総コレステロール），血清補体価が低下．⑤SIADHはADHが不適当に持続的に分泌されるため，体液の貯留や希釈性の低Na血症をきたす）

11. III型高脂血症として正しいのはどれか．
- □ ① 膵炎の原因になる．
- □ ② アキレス腱黄色腫がみられる．
- □ ③ 動脈硬化の原因とはならない．
- □ ④ トリグリセライドが増加する．
- □ ⑤ アポリポ蛋白C2の異常が原因である．

12. 銅の代謝異常はどれか．
- □ ① Wilson病
- □ ② Addison病
- □ ③ アミロイドーシス
- □ ④ ヘモクロマトーシス
- □ ⑤ フェニルケトン尿症

11-④（アポリポ蛋白C2欠損症はⅠ型で，Ⅴ型とともにトリグリセライド上昇が著しく，膵炎の原因となる．アキレス腱黄色腫はコレステロール上昇が強いⅡa型にみられる）．12-①（問題1参照）

14 感覚器疾患

A 眼疾患

学習の目標
- [ ] 結膜炎
- [ ] 緑内障
- [ ] 白内障

結膜炎

1. 原因
結膜が感染性ないしアレルギー性に炎症を起こし，充血，眼脂などがみられる疾患．

2. 症状
結膜充血，眼脂，目を開けにくい，など．

3. 診断
①眼科的診察：結膜充血，眼脂などをみる．
②眼脂の細菌培養，ウイルス迅速検査で病原体を同定．

4. 治療
①原因に応じて抗菌薬や抗アレルギー点眼薬投与．
②ウイルス性では二次感染予防や他者への感染予防．

白内障

1. 原因
水晶体が混濁し，視力が低下する疾患．大部分は加齢性の老人性白内障．他に先天性，虹彩炎などに続発する炎症併発性，外傷性，ステロイドなどによる薬剤性などがある．

2. 症状
①初期は，かすんで見える，まぶしい．
②進行すると視力低下．

3. 診断
細隙灯顕微鏡検査で水晶体混濁を確認．

4．治療
①進行を遅らせるカタリン点眼薬．
②混濁した水晶体を除き，眼内レンズを挿入する手術．

緑内障

1．原因
眼圧上昇により視神経が障害されて視野欠損，視力低下をもたらす疾患．ブドウ膜炎や糖尿病，外傷で起きる続発性緑内障もあるが，原発性緑内障が多い．隅角の開放型と閉鎖型がある．

2．症状
①目が疲れやすい，目がかすむ．
②視野欠損，狭窄．
③閉塞性隅角緑内障では，眼痛，頭痛，嘔吐が起こる．

3．診断
眼科的診察：
①眼圧を測定し，眼圧の上昇を確認．
②視野検査で欠損を測定．
③視神経乳頭陥凹拡大を観察．

4．治療
①眼圧下降点眼薬．
②閉塞性隅角緑内障には虹彩切開術．
③続発性では原疾患治療．

感染性角膜炎
細菌，真菌，ウイルス，アカントアメーバなどが原因となる．アカントアメーバ感染はコンタクトレンズ装用者に多く，強い疼痛を伴う．角膜ヘルペスの診断には，単純ヘルペスウイルス抗原を検出するキットが役立つ．

B 耳鼻疾患

学習の目標
- 外耳炎
- 中耳炎
- Ménière（メニエール）病
- アレルギー性鼻炎，花粉症
- 副鼻腔炎

 ## 外耳炎

1．原因
耳かきや水泳などを契機に発症する外耳道分泌腺の感染症．原因菌の大部分は黄色ブドウ球菌．

2．症状
耳痛，耳漏，外耳道皮膚腫脹．

3．診断
耳鼻科的診察：外耳道の炎症を確認．

4．治療
原因菌に対する抗菌薬療法．

 ## 中耳炎

1．原因
中耳腔粘膜の炎症．上気道感染後に耳管を介して発症する急性や，中耳に液体が貯留する滲出性，不可逆性変化を生じた慢性がある．

2．症状
耳痛，発熱，難聴など．

3．診断
耳鼻科的診察：鼓膜発赤・膨隆．鼓膜穿孔，耳漏がみられることもある．

4．治療
①鎮痛解熱薬，原因菌に対する抗菌薬．
②耳管通気や鼓膜切開．
③耳漏吸引，鼓室切開術など．

Ménière（メニエール）病

1．原因
発作性の回転性めまい，一過性の耳鳴り，難聴を伴う内耳疾患．内リンパ水腫による．

2．症状
反復する回転性めまい発作，耳鳴り，難聴，悪心・嘔吐など．

3．診断
①聴力検査：初期に低音域感音難聴．
②平衡機能検査：発作時に患側に向かう眼振．

4．治療
①めまい発作時：7％重曹水点滴，制吐薬，抗不安薬，抗めまい薬．
②発作予防：内耳循環改善薬，内リンパ水腫に対する利尿薬．過労・ストレス回避．

アレルギー性鼻炎，花粉症 (12章のA-3「花粉症」の項を参照)

副鼻腔炎

1．原因
副鼻腔(上顎洞，篩骨洞，前頭洞，蝶形骨洞)粘膜に感染を起こした炎症性疾患．1カ月以内に症状が消失する急性副鼻腔炎は，急性上気道炎に続発することが多い．3カ月以上症状が続く慢性副鼻腔炎は，急性から移行したり，アレルギー性鼻炎が関与していることがある．

2．症状
①鼻閉，膿性の鼻汁，後鼻漏．
②頭痛，頬部痛．

3．診断
①耳鼻科的診察：副鼻腔粘膜の腫脹，膿性または粘性の鼻汁．
②X線検査，CT，MRI：副鼻腔粘膜の腫脹．

4．治療
①抗菌薬で副鼻腔内の感染を治療．
②内視鏡下鼻内手術．

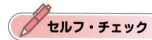

セルフ・チェック

A 次の文章で正しいものに○，誤っているものに×をつけよ．

	○	×
1. 白内障では硝子体が混濁する．	□	□
2. 緑内障では視野欠損が生じる．	□	□
3. Ménière病では難聴を伴う．	□	□
4. 副鼻腔炎では後鼻漏を伴う．	□	□

A 1-×（水晶体），2-○，3-○，4-○

15　中毒

A　自然毒

> **学習の目標**
> - 自然毒中毒
> - ヘビ毒
> - ハチ毒
> - フグ毒
> - 毒キノコ
> - トリカブト
> - 細菌性食中毒

1　動物毒

ヘビ毒

①マムシ，ハブ：出血作用．
②ウミヘビ：神経毒作用．
③抗ヘビ毒血清で治療．

ハチ毒

①局所の直接作用．
②反復刺傷によるアレルギー反応が死因となる．

フグ毒

①テトロドトキシン：フグの肝・卵巣に含まれる．
②口唇・手のしびれ，嘔吐，運動・感覚・自律神経麻痺，呼吸麻痺．

2　植物毒

トリカブト

①キンポウゲ科の多年生植物で，アコニチン系アルカロイドを含む．
②中枢神経症状（興奮・錯乱・呼吸中枢麻痺など），徐脈・期外収縮などの不整脈，消化器症状（腹痛，下痢など）がみられ，重症

毒キノコ

①嘔吐・下痢，神経麻痺，溶血，肝不全，精神錯乱・幻覚などさまざまな症状．
②胃洗浄や血液透析で治療．

3 細菌性食中毒

①感染型（サルモネラ菌属，腸炎ビブリオ，病原性大腸菌，カンピロバクター）．
②毒素型（ブドウ球菌，ボツリヌス菌）．
③下痢，腹痛，嘔吐，神経麻痺（ボツリヌス菌）．

B 有害物中毒

学習の目標
- □ 重金属中毒
- □ 水銀中毒
- □ 鉛中毒
- □ カドミウム中毒
- □ ガス中毒
- □ 一酸化炭素中毒
- □ 農薬中毒
- □ 有機リン中毒
- □ カルバメイト中毒
- □ パラコート中毒

1 重金属中毒

水銀中毒

1．原因

①無機水銀中毒は，電池，塗料の製造などによる粉塵，水銀蒸気の吸入や誤飲による．
②有機水銀中毒は工業廃水などに含まれるメチル化水銀で汚染された魚介類の経口摂取による慢性中毒であり，水俣病として知られる．

2．症状
①無機水銀中毒：口内炎，歯肉炎，腹痛，嘔吐，精神神経症状．
②有機水銀中毒：Hunter-Russel（ハンター・ラッセル）症候群〔四肢感覚障害，小脳性運動失調，求心性視野狭窄（視野が周辺部から障害されてゆく），聴力障害〕．

3．診断
①血中水銀量，尿中水銀量増加．
②毛髪水銀量増加．

鉛中毒

1．原因
①無機鉛：活字合金，顔料（着色に用いる粉末），ペンキ．
②有機鉛：ガソリンのアンチノック剤．
③ヘム合成代謝系のδ-アミノレブリン酸デヒドロゲナーゼのSH基と結合して，ヘモグロビン（Hb）のヘム合成過程を障害する．

2．症状
①嘔吐，腹痛．
②痙攣，神経麻痺（垂れ手，垂れ足）．
③貧血．

3．診断
①血中・尿中鉛の測定．
②血中・尿中コプロポルフィリン増加．
③血中・尿中δ-アミノレブリン酸増加．
④正～小球性貧血，好塩基性斑点赤血球．

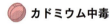 カドミウム中毒

1．原因
メッキや顔料に用いられるカドミウム化合物の吸入ないし経口摂取による．カドミウム作業者の慢性中毒の報告がある．神通川流域で農作物や水を介した慢性中毒（イタイイタイ病）．

2．症状
皮膚・粘膜・気道刺激作用，頭痛，胸痛，腹痛，肺・腎・肝障害．

3．診断
血中カドミウム増加．

ガス中毒

単純性窒息性ガス

窒素，メタン，二硫化炭素．

化学的窒息性ガス

一酸化炭素，硫化水素，シアン化水素が赤血球のヘモグロビンと結合．

1．一酸化炭素中毒
（1）原因

都市ガス，自動車排気ガス，炭火の不完全燃焼などで生じる無色，無刺激性の一酸化炭素．

（2）症状

頭痛，嘔気，嘔吐，昏睡，痙攣，呼吸抑制．

（3）診断

血中CO測定．COのHbに対する親和性は酸素の250倍．

（4）治療

酸素吸入，高圧酸素療法．

刺激性ガス

①亜硫酸ガス：石油化学工場の排煙中に含まれる．咽喉頭，呼吸器を刺激．
②窒素酸化物：自動車排気ガスに含まれる．
③その他：アンモニア，塩素，ホスゲン，ホルムアルデヒド．

農薬中毒

有機リン，カルバメイト中毒

1．原因

神経筋接合部でコリンエステラーゼ活性を阻害するためアセチルコリンが分解されず蓄積し，神経刺激伝導機能障害を起こす．殺虫薬や神経ガスのサリンが原因となる．

2．症状
①副交感神経刺激症状：脱力感，縮瞳による目のかすみ，嘔気．
②ニコチン様作用：頻脈，血圧上昇．
③中枢神経作用：不安，意識障害，呼吸抑制．

3．診断
①血中コリンエステラーゼ低下．
②尿中p-ニトロフェノール排泄増加．

4．治療
抗コリン薬のアトロピン，コリンエステラーゼ再賦活薬のPAM投与．

🔴 パラコート中毒

1．原因
除草剤として用いられ，経口的あるいは経皮的に吸収される．スーパーオキサイドが産生され，間質性肺炎が起こる．摂取すると多臓器不全，呼吸不全に陥る．

2．診断
尿中パラコートの検出．

3．治療
①胃洗浄，血液透析，過酸化抑制のためビタミンC・E投与．

食中毒

細菌性食中毒では，感染型は菌が腸管内で増殖し発症するのに対して，毒素型は食品中で産生された毒素を経口摂取することで発症するので，潜伏期が短い．細菌性以外の食中毒には，ノロウイルスが大部分であるウイルス性，フグや貝，キノコ毒による自然毒性，重金属や農薬などによる化学性がある．

セルフ・チェック

A 次の文章で正しいものに○，誤っているものに×をつけよ．

	○	×
1. フグ毒はテトロドトキシンといわれる．	□	□
2. トリカブトは重症不整脈を起こす．	□	□
3. ボツリヌス菌食中毒は感染型である．	□	□
4. カンピロバクター食中毒は感染型である．	□	□
5. 鉛中毒では尿中コプロポルフィリンが増加する．	□	□
6. 水銀は呼吸器からは吸収されない．	□	□
7. 水俣病は有機水銀中毒である．	□	□
8. イタイイタイ病は鉛中毒である．	□	□
9. 一酸化炭素は単純性窒息性ガスである．	□	□
10. 有機リン中毒で血中コリンエステラーゼが低下する．	□	□
11. カルバメイト中毒で血中コリンエステラーゼが低下する．	□	□
12. パラコート中毒では呼吸不全をきたす．	□	□

B

1．血清コリンエステラーゼ活性が低下するのはどれか．
- □ ① 鉛中毒
- □ ② 水銀中毒
- □ ③ ヒ素中毒
- □ ④ 有機リン中毒
- □ ⑤ カドミウム中毒

A 1-○，2-○，3-×（毒素型），4-○，5-○，6-×（吸収される），7-○，8-×（カドミウム），9-×（化学的窒息性ガス），10-○，11-○，12-○

B 1-④（血清コリンエステラーゼ活性の低下は，肝硬変や肝細胞がん，劇症肝炎などで起こる．また，④有機リン中毒でも低下する．有機リンは，コリンエステラーゼを阻害する）

16 染色体・遺伝子異常

A 常染色体異常

学習の目標
- [ ] 常染色体異常
- [ ] Down症候群

1 Down（ダウン）症候群

1．原因
21番染色体のトリソミーによる先天性異常症．出生約800人に1人の割合でみられ，常染色体異常症のうち最も頻度が高い．35歳以上の母親からの出生頻度はさらに高い．

2．症状
①特徴的な顔貌（眼裂狭小，両眼間開離，耳介低位，鼻根部平坦など）．
②発育不良．
③筋緊張低下．
④合併症として，先天性心疾患，消化管奇形，血液疾患（白血病リスクが高い）など．

 5p-症候群と5q-症候群
5p-症候群は，猫なき症候群ともよばれ，子猫様のなき声や小頭症，円形顔などを呈する先天性常染色体異常であるが，5q-症候群は骨髄異形成症候群でみられる．ともに国試に出題されている．

B 性染色体異常

学習の目標
- 性染色体異常
- Turner症候群
- Klinefelter症候群

Turner（ターナー）症候群

1．原因
女性にみられるX染色体が1本少ない染色体異常．45,Xあるいはモザイクがみられる．

2．症状
① 低身長．
② 翼状頸（首のまわりの皮膚がたるんでひだができる）．
③ 原発性無月経，二次性徴欠如，痕跡的な索状の卵巣．
④ 大動脈狭窄，腎奇形．

Klinefelter（クラインフェルター）症候群

1．原因
男性にみられる47, XXYなど性染色体にX染色体が1本以上多い染色体異常．

2．症状
① 体型は，高身長，長い四肢，狭い肩幅，広い骨盤．
② 男性不妊症，小睾丸．

C 遺伝子異常

学習の目標
□ 遺伝子異常

1. 原因
染色体異常，単一遺伝子の変異によって発症する単一遺伝子病，複数の遺伝子と環境要因が影響して発症する多因子病，ミトコンドリアDNAの突然変異によるミトコンドリア遺伝病がある．

2. 症状
① 染色体異常による疾患には先天性と後天性がある．後天的遺伝子異常によって発症する慢性骨髄性白血病（CML）は，9番染色体と22番染色体の長腕が相互に転座を起こすt(9;22)(q34;q11)が原因となる．t(9;22)(q34;q11)の転座で，切断点上に存在する9番染色体にある*ABL1*遺伝子と22番染色体にある*BCR*遺伝子が結合し，異常な22番染色体（これをPh染色体という）の上で融合遺伝子*BCR-ABL1*を形成する．BCR-ABL1キメラ遺伝子がつくる産物は強いチロシンキナーゼ活性をもつ．キメラ蛋白に結合するチロシンキナーゼ阻害薬の開発が，経口薬でCMLを治癒させることにもつながった．

急性骨髄性白血病（AML）でみられる転座型染色体異常では，AML M3のt(15;17)，AML M2のt(8;21)は特異性が高い．

② 単一遺伝子病には，常染色体優性（顕性）遺伝（Huntington舞踏病など），常染色体劣性（潜性）遺伝（フェニルケトン尿症など），X連鎖性遺伝病（血友病，G-6-PD欠損症など）がある．

③ 多因子病としては高血圧，糖尿病，脂質異常症など．ミトコンドリア遺伝病にはミトコンドリア脳筋症などがある．

セルフ・チェック

A 次の文章で正しいものに○，誤っているものに×をつけよ．

	○	×
1. Down症候群は，8番染色体のトリソミーによる先天性異常症．	□	□
2. Turner症候群は女性のX染色体が1本少ない染色体異常．	□	□
3. 47, XXYの男性は不妊症を呈する．	□	□
4. 遺伝子異常は後天的にも起こる．	□	□

B

1．染色体検査で正しいのはどれか．
- □ ① ヒトの常染色体は23対である．
- □ ② リンパ球培養液にヘパリンが混入してはならない．
- □ ③ 細胞周期のうちM（分裂）期を観察する．
- □ ④ Down症候群では18番染色体のトリソミーがみられる．
- □ ⑤ 急性前骨髄球性白血病では8;21転座がみられる．

2．ヒト染色体検査で正しいのはどれか．
- □ ① G分染法がある．
- □ ② 常染色体は23対である．
- □ ③ 細胞周期のうちS（合成）期を観察する．
- □ ④ 急性白血病の骨髄血はPHAを添加して培養する．
- □ ⑤ 慢性骨髄単球性白血病ではPh染色体がみられる．

A 1-×（21番），2-○，3-○，4-○
B 1-③（①22対．②リンパ球培養液にヘパリン加血液を入れて検体とする．④21番染色体トリソミー．⑤8;21転座はAML M2（分化型急性骨髄性白血病）の約半数にみられる），2-①（①G分染法が最も一般的．②ヒトの常染色体は22対．③細胞周期のM（分裂）期で停止させたものを観察．④リンパ球培養液にヘパリン加血液を入れて検体とする．静脈血にPHAを加えて分析するのは先天性染色体異常の検索時．⑤Ph染色体は慢性骨髄性白血病（CML）の大部分でみられる．慢性骨髄単球性白血病は，WHO分類で骨髄異形成/骨髄増殖性腫瘍に分類され，Ph染色体は検出されず，特異的な染色体異常も知られていない）

3．正しい組合せはどれか．
- ① 慢性骨髄性白血病 ——— t(15;17)
- ② Turner症候群 ——— Y染色体欠損
- ③ Down症候群 ——— 18トリソミー
- ④ 急性白血病M2 ——— t(8;21)
- ⑤ 急性白血病M3 ——— t(9;22)

4．性染色体異常症はどれか．2つ選べ．
- ① 18トリソミー
- ② Klinefelter症候群
- ③ Turner症候群
- ④ Down症候群
- ⑤ 猫なき（5p-）症候群

3-④（①CMLの大部分でt(9;22)を認める．②Turner症候群はX染色体欠損．③Down症候群は21トリソミー．⑤AML M3の大部分でt(15;17)を認める）．
4-②と③（常染色体異常の代表的な疾患は，21トリソミー（Down症候群），18トリソミー，猫なき症候群などがあり，性染色体異常症には，Turner症候群（45,X），Klinefelter症候群（47,XXY）などがある）

17 皮膚疾患

学習の目標
- □ 白癬
- □ アトピー性皮膚炎

白癬

1．原因
白癬菌による皮膚感染症で，いわゆる「みずむし」．菌が角層，毛，爪にとどまる浅在性白癬と，菌が真皮内あるいは皮下組織内に入って寄生増殖する深在性白癬とがある．

2．症状
皮膚の搔痒，湿疹，水疱，角化，爪の肥厚と混濁など．

3．診断
直接鏡検：20% KOH 溶液を用いて糸状菌糸や分節胞子を確認．

4．治療
抗真菌薬．

アトピー性皮膚炎 (12章のA-4「アトピー性皮膚炎」の項を参照)

 免疫チェックポイント阻害薬

体内にがん細胞があると，T細胞がPD-1という物質を作り出し，がん細胞を攻撃する．しかし，がん細胞も攻撃されないようPD-L1という蛋白質を作り出す．PD-L1はT細胞のPD-1と結合すると免疫機能にブレーキをかけてしまうため，T細胞はがん細胞を攻撃することができなくなる．そこでニボルマブなど，PD-1に結合しPD-L1との結合を阻害する抗体医薬品が，がんに対する免疫力を高める薬剤として登場した．これは，皮膚がんである悪性黒色腫や非小細胞肺がんなど幅広いがん細胞を攻撃する力を高める作用がある．
作用するポイントが腫瘍細胞でなく，自己の免疫細胞であるという点が従来の分子標的薬と異なる新しい作用機序である．

18 乳腺疾患

学習の目標
- [ ] 乳がん

1 乳がん

1．症状
①腫瘤触知，乳頭陥凹．
②乳房皮膚の浮腫・発赤・潰瘍．
③腋窩リンパ節腫脹．

2．診断
①画像検査：マンモグラフィ，エコー，CT，MRI．
②針生検による組織診．遺伝子プロファイルで，エストロゲン受容体（ER），プロゲステロン受容体（PgR），ヒト上皮増殖因子受容体2型（HER2）などのバイオマーカーも検索して治療法を選択する．
③腫瘍マーカー：CA15-3陽性．

3．治療
①手術．術後放射線療法を行うことがある．
②タモキシフェンなどの抗エストロゲン薬．
③抗がん剤，分子標的薬．

分子標的薬
がん細胞の増殖や腫瘍血管の新生などに重要な役割を担っているさまざまな分子を標的として開発された薬剤．主に経口薬として投与される小分子化合物と，点滴で投与される抗体医薬品がある．免疫チェックポイント阻害薬も分子標的薬の一つである．

表18-1 主な腫瘍マーカー

肺がん	SCC（扁平上皮がん），CEA（腺がん），NSE・ProGRP（小細胞がん）
大腸がん	CEA
肝細胞がん	AFP，PIVKA-Ⅱ
膵がん	CA19-9，CEA
前立腺がん	PSA，γ-Sm
乳がん	CA15-3
卵巣がん	CA125
褐色細胞腫，神経芽腫	VMA（尿中）

腫瘍マーカーとバイオマーカーの違い

バイオマーカーは，生体内の生物学的変化を定量的に把握するため，生体情報を数値化・定量化した指標で，幅広い概念である．正常なプロセスや病的プロセス，あるいは治療に対する薬理学的な反応の指標として客観的に測定・評価される項目となる．

腫瘍マーカーは，腫瘍，特に悪性腫瘍の進行とともに増加する生体因子のことで，主に血液中に遊離してくる因子を，抗体を使用して検出する臨床検査の一つで，代表的なバイオマーカーとなる．

血糖値やコレステロール値などは，生活習慣病の指標として代表的なバイオマーカーである．尿や血液中に含まれる生体由来の物質だけでなく，心電図，血圧，PET画像，骨密度，呼吸機能，SNPsもバイオマーカーに含まれる．またゲノム解析やプロテオーム解析が進んできたことにより，DNAやRNA，生体蛋白質等に関連した種々のバイオマーカーが見出されている．

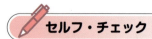

セルフ・チェック

A 次の文章で正しいものに〇，誤っているものに×をつけよ．

	〇	×
1. 白癬はカンジダが原因菌である．	□	□
2. CA125は乳がんの腫瘍マーカーである．	□	□

B

1．正しい組合せはどれか．
- □ ① PIVKA-II ────────── 胆管がん
- □ ② PSA ────────────── 卵巣がん
- □ ③ CA15-3 ──────────── 乳がん
- □ ④ VMA（バニリルマンデル酸）── 腎がん
- □ ⑤ セロトニン ────────── 褐色細胞腫

2．誤っている組合せはどれか．
- □ ① 乳がん ──────── CA15-3
- □ ② 卵巣がん ─────── CA125
- □ ③ 大腸がん ─────── CEA（がん胎児性抗原）
- □ ④ 肺小細胞がん ──── NSE（神経特異エノラーゼ）
- □ ⑤ 前立腺がん ────── hCG（ヒト絨毛性ゴナドトロピン）

A 1-×（白癬菌），2-×（CA15-3）
B 1-③（①PIVKA-IIは肝細胞がん，②PSAは前立腺がん，④VMAは褐色細胞腫，神経芽腫，神経節細胞腫など，⑤セロトニンはカルチノイド症候群，ダンピング症候群など），2-⑤（前立腺がんの腫瘍マーカーとしてPSA，γ-セミノプロテイン（γ-Sm）などがある．hCGは絨毛性疾患の腫瘍マーカー）

19 検査診断学総論

A 基準範囲

学習の目標
- 定義と概念
- 目的と求め方
- 検査成績の読み方
- 個人・集団基準範囲
- 生理的変動

定義と概念

1. 基準範囲
①一定の基準(たとえばタバコを吸わないBMIが20〜25の40歳代男性)を満たした自覚症状と他覚所見がない健常なヒト(基準個体)を選抜し,
②臨床検査値を測定し(基準値),
③多数の基準値を統計学的に処理して求めた値を基準範囲という.
④従来の正常値,健常参照値とは区別して,"ものさし"的に利用する.

2. カットオフ値
①検査の"陽性(異常)"と"陰性(正常)"を分ける検査値をいう.
②特定の疾患(群)に"罹患した群"と"罹患していない群"とを分ける検査値である.

基準範囲の目的と求め方

1. 目的
①臨床検査値を的確に解釈して診療に活用することを目的とする.
②検査値が"正常"か"異常"かを知るための指標としても利用される.

2. 求め方
①基準個体の基準値から統計学的に求める.
②通常は[平均値−2×標準偏差(SD)]〜[平均値+2×SD]で,健

常者の95.5％が含まれる．
③検査値が正規分布または対数正規分布である場合にはパラメトリック法を用いる．
④検査値が正規分布または対数正規分布でない場合にはノンパラメトリック法を用いる．

個人・集団基準範囲

1．集団基準範囲
①基準範囲は，基準個体の基準値から集団的に統計学的に算出された数値である．
②基準個体でも4.5％は基準範囲を外れる．

2．個人の基準範囲
①個人の検査値はきわめて狭い範囲で変動する．
②個人の検査値が集団の基準範囲内でも"異常"の場合や，基準範囲から外れていても"正常"である場合もある．
③個人の変動幅（基準範囲）で検査値は解釈されるべきである．

生理的変動

生命活動で生ずる個体内あるいは個体間での変動を生理的変動という．

1．個体間変動
（1）性別
①男性＞女性：赤血球数，ヘモグロビン量，ヘマトクリット値，血清鉄，尿酸，クレアチニン，CK．
②女性＞男性：HDL-コレステロール，女性ホルモン，クレアチン，赤沈．

（2）年齢
①小児＞成人：アルカリホスファターゼ．
②成人で高値：総コレステロール．

2．個体内変動
（1）日内変動
①午前＞深夜：血清鉄，ACTH，コルチゾール．
②深夜＞午前：GH，TSH．

(2) 食事
①食後に高値：中性脂肪，血糖．
②食後に低値：遊離脂肪酸．
(3) 飲酒
（長期）飲酒で高値：γ-GT，中性脂肪．
(4) 運動
激しい筋肉運動で高値：CK，AST，LD，ミオグロビン．
(5) 採血体位
立位＞臥位：総蛋白，アルブミン，総コレステロールなどの高分子．
(6) 季節
冬季に高値：カテコールアミン，T₃．

B 臨床検査性能評価

学習の目標
- □ 偽陽性と偽陰性
- □ 感度，特異度と尤度比
- □ 陽性的中率と予測値
- □ 有病率
- □ ROC曲線
- □ カットオフ値

偽陽性と偽陰性

1．偽陽性（false positive）
①疾病でないのに検査値が陽性（異常）となる比率．
②偽陽性率が高い検査は疾病診断の信頼性が低い．

2．偽陰性（false negative）
①疾病なのに検査値が陰性（正常）となる比率．
②偽陰性率が低い検査は疾病診断の信頼性が高い．

感度，特異度と尤度比

1．感度（sensitivity）
①目的疾患を有する患者で検査値が陽性（異常値）となる比率．
②「感度」が高い検査は"目的疾患を見逃す"ことがない．

③除外診断を行う場合には「感度」の高い検査を行う．

2．特異度（specificity）
①目的疾患をもっていない患者で検査値が陰性（正常値）となる比率．
②「特異度」が高い検査は"目的疾患以外の疾患を見誤る"ことがない．
③「特異度」が高い検査は偽陽性となりにくい．
④疾患を有しているかを診断する場合には「特異度」の高い検査を行う．

3．尤度比
①「感度」と「特異度」を同時に評価する指標である．
②ある疾患群で検査値が陽性（異常）となる比率と，疾患でない群で検査値が陽性（異常）となる比率との比である．

③陽性尤度比 $= \dfrac{感度}{1-特異度} = \dfrac{\dfrac{真陽性者}{有病者}}{\dfrac{偽陰性者}{無病者}}$

④陰性尤度比 $= \dfrac{特異度}{1-感度} = \dfrac{\dfrac{偽陰性者}{有病者}}{\dfrac{真陰性者}{無病者}}$

陽性的中率と予測値

1．的中（適中）率と予測値
①「感度」と「特異度」から算出される検査の効率を評価する指標である．
②従前は的中（適中）率が用いられていたが，最近では予測値が用いられている．
③陽性予測値は"検査値が陽性と判定された場合に，真の陽性（有病者）である確率"である．
④予測値は有病率に左右され，有病率が高ければ同じ「感度」と「特異度」でも陽性予測値は高率となる．

有病率

① 検討する患者群に占めるその疾患患者の割合をいう．
② 開業医・クリニックと専門外来では有病率は異なり，後者が高値である．

ROC曲線

① 特定のカットオフ値での「感度」を縦軸（Y軸）に，（1－特異度＝偽陽性率）を横軸（X軸）に目盛り，カットオフ値を連続的に変化させてプロットし，それらから形成される曲線をROC曲線という．
② ROC曲線から診断効率の高いカットオフ値を設定できる．
③ 複数の検査の優劣をROC曲線から判定できる．
④ 「感度」1.0，かつ（1－特異度）0の点（P点）から近い検査が優れた検査である．
⑤ P点からどれが近いか判定困難な場合には，対角線とROC曲線で囲まれた面積の多寡を比較して，広い検査が優れた検査と判定する．

カットオフ値

① 検査の"陽性"と"陰性"を分ける検査値である．
② 特定の疾患（群）に"罹患した群"と"罹患していない群"とを分ける検査値．

国家試験の五肢択一式問題

国家試験で5肢から1肢を選ぶ問題（Aタイプ問題ともいわれる）は，one-best問題である．5つの選択肢のなかで「もっとも正しい」選択肢を選ばなければならない．他に「正しい」選択肢があっても「正しさ」の度合いが低ければone-bestを選択する必要がある．このタイプの問題ではファーストインプレッションが大切である．考えすぎると2番目，あるいは3番目に正しい選択肢を選んでしまうことも少なくない．

C 病態識別値と診療ガイドライン

学習の目標
- [ ] 臨床判断決定値
- [ ] 病態識別値
- [ ] 意思決定値
- [ ] 診療ガイドライン
- [ ] 根拠に基づく医療（EBM）

 臨床判断決定値と病態識別値

1．臨床判断決定値
①診療（診断，治療など）を行う時に用いる検査値である．
②基準範囲とは異なる．
③病態識別値と意思決定値がある．

2．病態識別値
①ある疾患を診断するときに用いる検査値である．
②疾患により病態識別値は変動し，ROC曲線から設定する場合もある．
③学会が診療ガイドラインとして設定している疾患もあるが，医師個人が設定している病態も多い．

3．意思決定値
①治療を行うべきかを判断する検査値である．
②診療ガイドラインに準ずるが，医師個人が設定している場合もある．

 診療ガイドラインと根拠に基づく医療（EBM）

1．診療ガイドライン
①特定の疾患について適切な診断や治療の方法を具体的に示した基準である．
②エビデンスを明確にして学会や厚生労働省研究班が決定し，公開している．
③医療の質の向上に役立てる．
④客観的指標として検査値は基準として用いられることが多い．
⑤EBMに基づいて作成する．

2. 根拠に基づく医療（EBM）

①最新最良の医学的知見（エビデンス）を基盤として行う医療．
②臨床研究などの科学的データをもとに，患者にとってもっとも有益で害の少ない治療を選択する医療．
③客観的な疫学的観察や統計学による治療結果の比較を根拠にして行う医療．
④患者のニーズや価値判断，さらには患者側の経済的負担などを総合的に検討したうえで治療法を決定する．

NBM (narrative-based medicine)

EBM (evidence-based medicine) は根拠に基づいた医療であるが，NBMは患者が医師との対話で語る病気になった理由や経緯，病気についての考え方などの患者の人生（物語）から，病気の背景や人間関係を理解して，患者の抱えている問題に対して全人的（身体的，精神・心理的，社会的）にアプローチすることが重要であるとする医療である．サイエンスを重要視するEBMだけでは，人間同士の触れ合いのギャップを埋めることは必ずしもできない．現在では，EBMとNBMを上手に補完することにより，全人的な医療を行うことが期待されている．

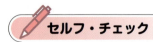
セルフ・チェック

A 次の文章で正しいものに○，誤っているものに×をつけよ．

	○	×
1. 基準個体とは一定の基準を満たした健常者である．	□	□
2. 基準範囲により"正常"と"異常"を区別することができる．	□	□
3. 健常者の4.5％は基準範囲を外れる．	□	□
4. 個人の検査値の変動幅は基準範囲の幅より大きい．	□	□
5. 血清鉄は男性より女性が高値である．	□	□
6. 健常成人のHDL-コレステロールは男性が女性より高値である．	□	□
7. 小児の血清アルカリホスファターゼ活性は成人より低値である．	□	□
8. 血中の中性脂肪は食後に高値となる．	□	□
9. 臥位で採血すると座位でより血中総蛋白は高値となる．	□	□
10. 激しい筋肉運動後では血中CK活性は高値となる．	□	□
11. 疾病でないのに検査値が異常となるのを偽陽性という．	□	□
12. 検査の感度とは目的疾患を有する患者で検査値が異常となる比率である．	□	□
13. 特異度の高い検査は偽陰性になりにくい．	□	□
14. 尤度比とは感度と特異度とを同時に評価する指標である．	□	□
15. 陽性予測値とは検査値が異常と判定された場合に有病者である確率である．	□	□

A 1-○，2-×（区別はできない．ものさし的に用いる），3-○，4-×（個人の検査値はきわめて狭い幅で変動する），5-×（男性の方が女性と比較して高値である），6-×（女性ホルモンのために女性が高値である），7-×（骨芽細胞のALPのために思春期では成人の3〜5倍高値である），8-○，9-×（座位（立位）では血管内の水分が血管外へ漏れ，血液が濃縮されるため，臥位と比較して高値となる），10-○，11-○，12-○，13-×（特異性が高い検査は疾患特異性が高く，偽陽性になりにくい），14-○，15-○

16. 有病率は開業医における検査の方が専門診療外来より高値である．
17. ROC曲線はカットオフ値の設定に有用である．
18. 臨床判断決定値には病態識別値と意思決定値がある．
19. 診療ガイドラインの決定にエビデンスは必要ではない．
20. 根拠に基づく医療（EBM）は最新最良の医学的知見を基盤にした患者にとって有益な医療である．

B

1．基準範囲について正しいのはどれか．
- ① 基準範囲の設定幅は測定誤差の影響を受ける．
- ② 基準範囲を外れていても10％は健常者である．
- ③ 基準範囲内の測定値であれば健常者と判定する．
- ④ 健常者の個体内変動は基準範囲の幅とほぼ同じである．
- ⑤ 基準個体の測定値の中央部90％が含まれる範囲である．

2．健常人の個体内生理的変動から求めた精密さの許容誤差限界（％）が小さいのはどれか．2つ選べ．
- ① 鉄
- ② CK
- ③ カリウム
- ④ カルシウム
- ⑤ トリグリセライド

16-×（専門外来の方が有病率は高値である），17-○，18-○，19-×（診療ガイドラインの決定にはエビデンスが必要であり，これに基づいて決定される），20-○

B 1-①（②，⑤基準範囲は中央の95.5％が含まれる値であり，健常者でも4.5％は外れている，③と④個人の検査値の変動幅は基準範囲より狭いため，基準範囲であってもその個人にとっては異常である場合もある），2-③と④（個人の変動幅が大きい項目は許容誤差限界が大きい．電解質は生体活動と直結しており，個体内変動は小さい．一方，①鉄，②CK，⑤トリグリセライドは生理的変動が大きい）

3．健常成人の血液成分の測定値が対数正規分布を示すのはどれか．
- □ ① 尿　酸
- □ ② 総蛋白
- □ ③ 赤血球
- □ ④ ナトリウム
- □ ⑤ 総ビリルビン

4．健常人の血液化学検査項目で個人差の大きいのはどれか．**2つ選べ**．
- □ ① クロール
- □ ② カルシウム
- □ ③ クレアチニン
- □ ④ コリンエステラーゼ
- □ ⑤ アルカリホスファターゼ

5．血清成分で食後に大きく変動するのはどれか．
- □ ① AST
- □ ② アルブミン
- □ ③ クレアチニン
- □ ④ トリグリセライド
- □ ⑤ 総コレステロール

3-⑤（⑤総ビリルビンは低値に大きなピークがあり，対数正規分布である．他の項目は正規分布である），4-④と⑤（基準範囲は①クロール101〜108mEq/L（平均値からのバラツキ5％），②カルシウム8.8〜10.1mg/dL（同10.3％），③クレアチニン♂0.65〜1.07mg/dL（同2.6％），④コリンエステラーゼ210〜450U/L（37.5％），⑤アルカリホスファターゼ60〜220U/L（同57％）であり，④と⑤が大きい），5-④（糖質や脂質成分は消化管で吸収されて血中に増加する．特に④トリグリセライドは200〜400mg/dLまで上昇する）

6. 性差のある検査項目はどれか．**2つ選べ**．
- ① AST
- ② γ-GT
- ③ 総ビリルビン
- ④ 尿　酸
- ⑤ HbA1c

7. スクリーニング検査の感度を求める式はどれか．

		スクリーニング検査	
		陽性	陰性
疾病	有	a	b
	無	c	d

- ① a/(a+b)
- ② b/(a+b)
- ③ c/(c+d)
- ④ d/(c+d)
- ⑤ a/(a+c)

8. 検査結果が陽性の時に，確定診断に適している検査の特徴はどれか．**2つ選べ**．
- ① 感度が高い．
- ② 特異度が高い．
- ③ 陰性適中率が高い．
- ④ 陰性尤度比が高い．
- ⑤ 陽性尤度比が高い．

6-②と④（②γ-GTと④尿酸は性差がある項目の代表である），7-①（感度は疾病陽性の時に検査が陽性となる確率であり①が正解である），8-②と⑤（確定診断に適しているのは②特異度が高い検査であり，⑤陽性尤度比が高いことも重要である）

9. ROC曲線を示す．最も有用な検査はどれか．
   - ① ①
   - ② ②
   - ③ ③
   - ④ ④
   - ⑤ ⑤

10. スクリーニング検査で対象集団の有病率の影響を受けるのはどれか．
    - ① 感　度
    - ② 精　度
    - ③ 特異度
    - ④ ROC曲線
    - ⑤ 陽性的（適）中率

11. 根拠に基づく医療（EBM）で重要なのはどれか．2つ選べ．
    - ① 医師の経験
    - ② 医師の技能
    - ③ 患者のニーズ
    - ④ 保険診療報酬
    - ⑤ 科学的な医療エビデンス

9-①（P点に近い曲線ほど有用な検査であり，これに当てはまるのは①である），10-⑤（有病率は⑤陽性的（適）中率（予測値）に影響を与える），11-③と⑤（EBMに重要なのは③患者のニーズと⑤科学的な医療エビデンスであり，①医師の経験や②技能，④保険診療報酬は関係ない）

20 検査情報の活用

A 基礎医学

学習の目標
- [ ] 基礎医学

 基礎医学

①臨床医学の基盤となる人体の構造・機能などの学問の総称である.
②解剖学, 病理学, 生理学, 微生物学, 免疫学, 薬理学, 生化学などがある.

 社会医学

①医学教育では(公衆)衛生学, 法医学をさす.
②個人と社会の健康と福祉の向上を目標とする医学.

B 予防医学

学習の目標
- [ ] 健康診断
- [ ] 検診

 予防医学

1. 予防医学
①疾病の予防や病気になりにくいよう心身の健康増進を図る学問.
②"病気にならないようにする"学問.
③健康診断や人間ドックも含まれる.

2. 一次予防, 二次予防, 三次予防
①疾病の発生を未然に防ぐことを一次予防といい, 健康増進や特異

的予防がある．
②一次予防には予防接種や健康診断がある．
③重症化すると治療が困難な疾病を早期に発見し，処置をすることを二次予防といい，早期発見と早期治療がある．
④二次予防には新生児マス・スクリーニング検査，がん検診，じん肺健康診断などがある．
⑤重症化した疾患から社会復帰するための行為を三次予防といい，機能低下防止，リハビリテーションなどが含まれる．

健康診断と検診

1．健康診断
①"健康であるか否かを確かめる"行為である．
②"病気の危険因子（リスクファクター）があるかないか"を調べる．
③"特定の疾患"を発見することを目的としていない．
④予防医学の一次予防にあたる．

2．検診
①"特定の疾患を早期発見し，早期治療する"ことを目的とする．
②予防医学の二次予防にあたる．

3．人間ドック
①健康診断の一つである．
②自覚症状の有無に関係なく，定期的に身体各部位の精密検査を行い，気がつきにくい病気や臓器の異常，健康チェックを行うこと．

C 臨床医学

学習の目標
- 患者診療
- 検査依頼書
- 報告書
- 異常値
- 付加価値情報
- パニック値
- コンサルテーション
- 検査のためのインフォームドコンセント

患者診療

1．患者診療
①患者診療は，医療面接，身体診察を行って診断を行う．
②診断ができない場合には，臨床検査と画像検査による補助診断を行い，診断する．
③診断にしたがって適切な治療を行う．
④適切な治療であるか経過観察を行う．

2．医療面接
①主訴とそれに関連する現病歴，既往歴，家族歴，生活歴などを聴取する．
②患者と医師の良好な関係を構築する．

3．身体診察
①視診，触診，打診，聴診により患者の身体状況を観察し，診断に役立てる．
②患者とのコミュニケーション，治療的役割も果たす．

4．臨床検査
①生体で起こっている代謝異常や臓器・組織の変化の客観的指標である．
②自覚症状として現れない生体内変化を反映することもある．
③疾患の早期発見や予防に役立つ．
④生体を直接検査する生理機能検査と生体から採取した検体を分析・検査する検体検査がある．

5．画像検査
①X線，超音波，核磁気共鳴などを利用した装置により臓器・組織を描写して診断を補助する検査である．
②X線検査，超音波検査，脳波，CT，MRIなどがある．

検査依頼

1．検査依頼
①医療面接と身体診察から医師は"仮の診断"をつける．
②医療面接と身体診察だけでは正確な診断ができない場合に，臨床検査あるいは画像検査を行う．
③たとえば，肝疾患が疑われた場合には，血液検査での肝酵素，あるいはウイルス肝炎関連検査を行うことで正確な診断が可能となる．

2．検査依頼書
①臨床検査の依頼は検査依頼書で行う．
②検査依頼書は医師が依頼しやすいように，色，サイズ，検査の序列などが工夫され，チェックやマークなどの簡単な記入ですむようになっている．
③コンピュータを利用したオーダリングシステムを採用している病院・医療機関も多く，これら施設では医師の要望に合わせて特定のセット検査を採用している施設も多い．

報告書

1．検査報告書
①検査の依頼・検体の受付から結果報告までの時間により，緊急検査，診察前検査，ルーチン検査に分けて報告書が作成される．
②コンピュータシステムを活用している病院・医療機関では，医師がPC上から適宜検査結果を確認することができる．
③血液塗抹標本や微生物染色標本，免疫電気泳動像などの画像を添付する報告書も増えてきている．

2．異常値
①個々の検査データが異常値の場合には，L(low)，H(high)の記号を付記する．

3．付加価値情報
①結果に対するなんらかのコメントや医師が診断するための補助情報をいう．
②個々の検体に関する性状（溶血や黄疸など）と結果に及ぼす影響も含まれる．
③異常所見（血液検査の異常細胞や微生物検査のGram染色などの画像）を報告書に添付する場合もある．

4 パニック値

1．パニック値
①生命が危ぶまれるほど危険な状態にあることを示唆する異常値である．
②ただちに治療を開始すれば救命しうる異常値である．
③電話やFAXなどで医師や医療スタッフに迅速に報告されるべきである．
④外来患者と入院患者，急性期と慢性期では設定値を変更することが望ましい項目がある．

2．極端値・極異常値
①まれにしかみられない異常値である．
②統計的に0.5～1.0パーセンタイル値以下，99.0～99.5パーセンタイル値以上の値である．

5 コンサルテーション

1．チーム医療
①医療専門職や家族・事務職員を含めた医療チームが連携・協働して行う，患者を中心とした医療をいう．
②臨床検査医と臨床検査技師は臨床検査の専門家として，チーム医療の一員として活動する．

2．コンサルテーション
①チーム医療では臨床検査医・臨床検査技師は臨床検査に関するコンサルテーションを行う．
②感染症対策チーム，栄養サポートチーム，褥瘡管理チーム，糖尿病チーム，緊急医療チームなどで活動する．

6 検査のためのインフォームドコンセント

1．インフォームドコンセント（IC）
①医療行為（投薬，手術，検査など）や臨床試験の患者や被験者に，内容・情報をよく説明し，患者や被験者が十分その内容を理解・納得して，同意すること．
②現在の医療の基本となっている．

2．検査のためのインフォームドコンセント
①検査のICは<u>主治医</u>が行うことが多いが，専門的知識を有する臨床検査医・臨床検査技師が行うことも増えてきている．
②採血や生理機能検査では患者と直接接触するので，ICに関する知識と技能・態度を修得する必要がある．

パターナリズム（父権主義）
パターナリズム（父権主義）とは，強い立場にある者が，弱い立場にある者の利益のためとして，その行動に介入したり，干渉したりすることである．かつて医療現場では，患者は医療知識に乏しく，専門的知識をもつ医師がすべてを判断して医療を行うべきで，患者は医師に治療を含めてすべてを委ねればよいという考えが主流であった．しかし現在では，患者（家族）の自己決定権を重要視し，十分な説明を行って，患者が治療を含めて決定する医療となっている．

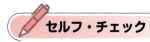

セルフ・チェック

A 次の文章で正しいものに〇，誤っているものに×をつけよ．

1. 基礎医学は人体の構造・機能に関する学問である．
2. 医学教育では社会医学には(公衆)衛生学，法医学が含まれる．
3. 人間ドックは予防医学と関係ない．
4. 疾病の発生を未然に防ぐのは二次予防である．
5. 健康診断は予防医学の二次予防にあたる．
6. リハビリテーションは三次予防である．
7. 健康診断は特定の疾患の早期発見・早期治療を目的とする．
8. 検診には健康か否かを確認する目的がある．
9. 患者診療は医療面接と身体診察が基本である．
10. 臨床検査は疾病診断ばかりでなく，予防医学でも重要である．
11. 検査依頼書は依頼しやすいように工夫が必要である．
12. 検査依頼は依頼書ばかりでなく，オーダリングシステムでも行われる．
13. 血液検査での異常細胞は付加価値情報として重要である．
14. 検査データが異常高値の場合に「H」を付記するのは付加価値情報である．
15. パニック値とは生命が危険な状態にあることを示唆する異常値である．
16. チーム医療は医師が中心となって行う医療である．
17. 臨床検査技師が参加する医療チームの一つに栄養サポートチームがある．

A 1-〇，2-〇，3-×(人間ドックは予防医学の一次予防である)，4-×(一次予防である)，5-×(一次予防である)，6-〇，7-×(健康か否かの診断である)，8-×(特定の疾患の有無を調べる目的)，9-〇，10-〇，11-〇，12-〇，13-〇，14-〇，15-〇，16-×(医療専門職がチームを作って行う医療である)，17-〇

18. 感染症対策チームでは臨床検査技師は微生物のデータを提供すればよい． ☐ ☐
19. 患者が医療行為に関する情報を医療チームから説明され，理解・納得して，同意してから医療を行うことをインフォームドコンセントという． ☐ ☐
20. 検査に関するインフォームドコンセントは主治医が行い，臨床検査技師は関与すべきでない． ☐ ☐

B

1．一次予防の効果判定に有用な指標はどれか．
   ☐ ① 罹患率
   ☐ ② 死亡率
   ☐ ③ 受療率
   ☐ ④ 致命率
   ☐ ⑤ 有病率

2．二次予防はどれか．2つ選べ．
   ☐ ① 粉塵作業者に対するじん肺健康診断
   ☐ ② 早期発見のための定期健康診断
   ☐ ③ 社会復帰のための機能回復訓練
   ☐ ④ インフルエンザの予防接種
   ☐ ⑤ 栄養に関する生活習慣病対策

18-×（チームの一員として臨床検査データの情報をコンサルテーションする），19-○，20-×（必ずしも主治医が行う必要はなく，臨床検査技師が行うものもある）

B 1-①（一次予防は疾病の発生を未然に防ぐもので，①罹患率は有用な指標となる），2-①と②（二次予防は疾病を早期に発見するもので，①と②が当てはまる．③は三次予防，④と⑤は一次予防である）

3. 三次予防はどれか.
   - ① がん検診
   - ② 健康教育
   - ③ 予防接種
   - ④ リハビリテーション
   - ⑤ 新生児マス・スクリーニング
4. 正しいのはどれか. 2つ選べ.
   - ① 健康診断は健康であるかを確かめるものである.
   - ② 健康診断には法律に規定されたものはない.
   - ③ 検診は特定の疾患を対象としたものである.
   - ④ 検診は予防医学の一次予防にあたる.
   - ⑤ 人間ドックは検診に含まれる.
5. 就学時健康診断の検査項目はどれか.
   - ① 尿検査
   - ② 結核検査
   - ③ 聴力検査
   - ④ 寄生虫検査
   - ⑤ 心電図検査
6. 検査報告書に記載しなくてもよい情報はどれか.
   - ① 名　前
   - ② 性　別
   - ③ 患者ID
   - ④ 異常情報画像
   - ⑤ 異常情報「H」「L」

3-④(①と⑤は二次予防, ②, ③は一次予防である), 4-①と③(②法律に規定されたものに健康診断と健康診査がある. ④検診は二次予防であり, ⑤人間ドックは健康診断に含まれる), 5-③(就学時健診項目は③聴力検査である), 6-③(患者IDは患者診療には直接関係しない)

7. 健康成人のパニック値はどれか．2つ選べ．
   - ① 血　糖　20mg/dL
   - ② 血清カリウム　5.2mEq/L
   - ③ 血清カルシウム　11.2mg/dL
   - ④ クレアチニン　2.3mg/dL
   - ⑤ ALT　1,260U/L

8. 男性成人のパニック値はどれか．2つ選べ．
   - ① 赤血球数　540万/μL
   - ② ヘモグロビン量　5.4g/dL
   - ③ ヘマトクリット値　35％
   - ④ 白血球数　1,200/μL
   - ⑤ 血小板数　6.4万/μL

9. チーム医療について正しいのはどれか．
   - ① リーダーとなる職種は固定する．
   - ② 医師が中心となって行う医療である．
   - ③ 国家資格をもつ医療人だけで構成される．
   - ④ メンバー間で情報を共有して意思決定する．
   - ⑤ 臨床検査技師は臨床検査の情報だけを提供する．

7-①と⑤（パニック値は生命の危機に関連するもので，①低血糖と⑤肝機能高度異常である．他は軽微な変動であり，生命危機に関係しない），8-②と④（低血色素濃度，白血球減少症は生命の危機に関連する），9-④（チーム医療では①リーダーは医療専門職の誰もがなる可能性があり，②患者が中心となって行う医療である．③患者や家族，事務職などもチーム医療の構成員であり，⑤臨床検査技師は臨床検査情報を提供するだけでなく，他の医療職と協働して医療を行う）

10．インフォームドコンセントについて正しいのはどれか．
- ☐ ① 本人よりも配偶者の意見を尊重する．
- ☐ ② パターナリズムにしたがい治療が行われる．
- ☐ ③ 説明を受ける側の理解度は考慮しなくてよい．
- ☐ ④ 患者に説明する時には医療用語を使用して行う．
- ☐ ⑤ 治療に伴う不利益になる事項も含めて説明する．

10-⑤（インフォームドコンセントを行う場合には，①患者の意見を尊重し，②医師主導ではなく，③説明を受ける患者・家族に理解してもらう努力をすべきである．④専門用語は使用せずに患者・家族にも理解できる平易な言葉で行う）

索引

和文

あ

悪性腫瘍　55, 73
悪性中皮腫　57
悪性貧血　134
悪性リンパ腫　143
アジソン病　170
アスペルギルス症　122
アダムス・ストークス症候群　30
アトピー性皮膚炎　220, 269
アフタ性潰瘍　227
アミロイド　240
アミロイドーシス　240
アメーバ性大腸炎　66
アメーバ赤痢　123
アルギニンバソプレシン　158
アルコール性肝障害　82
アルツハイマー病　206
アレルギー性疾患　219
アレルギー性紫斑病　151
アレルギー性鼻炎　220, 256
アンギオテンシン変換酵素活性　59

い

胃炎　64
胃潰瘍　69
医学概論　1
胃がん　74
意思決定値　278
異常値　288
胃食道逆流症　63
痛み　6
イチゴ舌　103

一次救命処置　14
一次予防　285
一過性脳虚血発作　200
一般症状　3
遺伝子異常　266
医療面接　287
イレウス　71
インスリノーマ　91
インターフェロンγ遊離試験　41
インフォームドコンセント　13, 290
インフルエンザ　111

う

ウイルス肝炎　112
ウイルス感染症　106
ウイルス性出血熱　127
ウイルス性肺炎　42
ウィルソン病　235
右心不全　18
運動器疾患　198

え

栄養サポートチーム　289
エボラ出血熱　127

お

黄疸　11
嘔吐　10
オウム病　116
悪心　10
おたふくかぜ　108

か

外因　1
壊血病　245
外耳炎　255
潰瘍性大腸炎　66
化学的窒息性ガス　261
過換気症候群　58
拡張型心筋症　29
下垂体機能低下症　160
下垂体疾患　158
下垂体性小人症　162
ガス中毒　261
ガストリノーマ　92
画像検査　288
脚気　244
褐色細胞腫　168
褐色細胞腫の腫瘍マーカー　271
カットオフ値　273, 277
カドミウム中毒　260
過粘稠度症候群　145
過敏性腸症候群　72
過敏性肺炎　48
花粉症　220, 256
可溶性IL-2受容体　143
カルバメイト中毒　261
川崎病　35
感覚器疾患　253
肝がん　85
がん検診　286
肝硬変　83
肝細胞がんの腫瘍マーカー　271
カンジダ症　120
肝疾患　79
眼疾患　253
間質性肺炎　50
患者心理　13
患者診療　287
肝性脳症　84
関節痛　8
関節リウマチ　223
感染症　97
感染症対策チーム　289
感染性心内膜炎　24
感染性腸炎　66
感染性肺疾患　40
肝・胆・膵疾患　79
感度　275

き

偽陰性　275
期外収縮　20
気管支喘息　46, 220
気胸　54
基準範囲　273
基礎医学　285
逆流性食道炎　63
救急医療　14
急性胃炎　64
急性ウイルス性肝炎　79
急性冠症候群　26
急性骨髄性白血病　137
急性糸球体腎炎　103, 179
急性腎不全　182
急性膵炎　89
急性前骨髄球性白血病　138
急性単球性白血病　138
急性白血病　137
急性リンパ性白血病　137
狂牛病　203
狭心症　25
偽陽性　275
胸痛　7
強皮症　228
胸膜炎　53
胸膜疾患　53
極異常値　289
極端値　289

虚血性心疾患　25
巨人症　158
巨赤芽球性貧血　134
ギラン・バレー症候群　207
緊急医療チーム　289
筋緊張性ジストロフィ　209
筋疾患　208
筋無力症　210

く

クッシング症候群　169
くも膜下出血　200
クラインフェルター症候群　264
クラミジア感染症　116
クラミジア（クラミドフィラ）・ニューモニエ感染症　116
クラミジア・トラコマティス感染症　117
クラミジア肺炎　45, 116
グリオーマ　204
グリコヘモグロビン　237
クリプトコックス症　121
クリプトスポリジウム症　125
クレチン症　164
クロイツフェルト・ヤコブ病　202
クローン病　67

け

経過　13
劇症肝炎　80
下血　11
血圧異常　31
血液・造血器疾患　133
結核症　100
血管炎症候群　35, 226
血球貪食症候群　152
血小板減少症　146
血漿レニン活性　171
結節性多発動脈炎　225

血栓性血小板減少性紫斑病　147
結膜炎　253
血友病A　148
血友病B　148
血流感染症　104
下痢　11
嫌気性菌感染症　103
健康診断　286
検査依頼　288
検査情報の活用　285
検査診断学総論　273
検査報告書　288
検診　286
検体検査　287
原虫感染症　123
原発性アルドステロン症　171
原発性胆汁性肝硬変　84
原発性肺がん　55
原発性補体欠損症　229
原発性マクログロブリン血症　145
原発性免疫不全症候群　229
顕微鏡的多発血管炎　225

こ

抗アセチルコリン受容体抗体　210
抗核抗体　222
抗ガングリオシド抗体　207
抗CCP抗体　224
抗Jo-1抗体　225
抗Scl-70抗体　228
抗Sm抗体　222
抗SS-A抗体　228
抗SS-B抗体　228
抗U1-RNP抗体　223
抗VGCC抗体　210
高血圧症　31
膠原病　221
好酸球性肺炎　47
口臭　10

甲状腺がん　165
甲状腺機能亢進症　163
甲状腺機能低下症　164
甲状腺疾患　163
拘束性肺疾患　50
後天性血友病　148
後天性出血性疾患　149
後天性心疾患　23
後天性免疫不全症候群　111
抗二本鎖DNA抗体　222
高プロラクチン血症　159
興奮伝導障害　21
抗利尿ホルモン　158
抗リン脂質抗体症候群　222
ゴーシェ病　234
呼吸器疾患　40
呼吸困難　9
個人の基準範囲　274
個体間変動　274
個体内変動　274
骨吸収マーカー　211
骨形成マーカー　212
骨疾患　211
骨髄異形成症候群　134, 140
骨髄腫　144
骨髄線維症　142
骨髄増殖性腫瘍　141
骨粗鬆症　211
コプリック斑　107
固有症状　3
コレラ　100
根拠に基づく医療　279
混合性結合組織病　223
コンサルテーション　289

さ

細気管支炎　50
細菌感染症　97
細菌性食中毒　105, 259
細菌性赤痢　98
在郷軍人病　100
再生不良性貧血　135
サイトメガロウイルス感染症　113
左心不全　18
サラセミア　136
サルコイドーシス　58
三次予防　285, 286

し

シーハン症候群　160
シェーグレン症候群　227
シェーンライン・ヘノッホ紫斑病　151
自覚症状　3
子宮筋腫　194
子宮疾患　194
子宮腫瘍　195
糸球体腎炎　179
糸球体濾過量　179
子宮内膜炎　194
子宮内膜症　195
刺激性ガス　261
自己免疫性肝炎　82
自己免疫性溶血性貧血　136
脂質異常症　239
四肢痛　7
脂質代謝異常　239
自然毒　258
疾患の経過と転帰　13
自動体外式除細動器　14
耳鼻疾患　255
脂肪肝　83
社会医学　285
重金属中毒　259
重症筋無力症　210
重症複合免疫不全症　229
集団基準範囲　274
十二指腸潰瘍　69
腫瘍マーカー　56, 271

循環器疾患　18
消化器疾患　63
消化性潰瘍　69
小球性低色素性貧血　133
症候　3
猩紅熱　102, 103
上室頻拍　20
常染色体異常　264
静脈疾患　33
褥瘡管理チーム　289
食中毒　105
食道炎　63
食道がん　73
植物毒　258
食欲不振　5
女性生殖器疾患　194
ショック　8, 36
腎盂腎炎　185
心炎　226
心悸亢進　8
心筋炎　30
真菌感染症　120
心筋梗塞　26
心筋疾患　28
心筋症　28
神経・運動器疾患　198
神経芽腫　169
神経芽腫の腫瘍マーカー　271
神経膠腫　204
腎結石　184
進行性筋ジストロフィ　208
腎疾患　179
心室細動　20
心室中隔欠損症　22
心室頻拍　20
腎腫瘍　188
新生児マス・スクリーニング　234, 286
真性赤血球増加症　141
真性多血症　141

腎性貧血　136, 183
心臓弁膜症　23
身体診察　287
心タンポナーデ　28
深部静脈血栓症　34
心不全　18
腎不全　182
心房細動　20
心房粗動　20
心房中隔欠損症　22
心膜炎　27
心膜疾患　27
蕁麻疹　219
診療ガイドライン　278

す

髄液検査　202
膵炎　89
膵がん　91
膵がんの腫瘍マーカー　271
水銀中毒　259
膵疾患　89
水痘・帯状疱疹ウイルス感染症　112
髄膜炎　201
髄膜腫　204
睡眠時無呼吸症候群　59
頭痛　6
スピロヘータ感染症　118

せ

生活習慣病　247
成人T細胞白血病　139
性染色体異常　265
精巣腫瘍　189
成長ホルモン分泌不全性低身長症　162
生理機能検査　287
生理的変動　274
咳　9
舌の変化　10

前駆症状　3
染色体・遺伝子異常　264
全身倦怠感　5
全身性エリテマトーデス　221
全身性炎症反応症候群　104
先端巨大症　158
先天性出血性疾患　148
先天性心疾患　22
先天性代謝異常　233
先天性風疹症候群　108
先天性溶血性貧血　135
前立腺がん　189
前立腺がんの腫瘍マーカー　271
前立腺肥大症　187

そ

搔痒感　6
ゾリンジャー・エリソン症候群　70

た

ターナー症候群　264
大球性貧血　133
代謝・栄養障害　233
大腸がん　75
大腸がんの腫瘍マーカー　271
大動脈炎症候群　35
大動脈瘤　33
多因子病　266
ダウン症候群　264
他覚症状　3
高安動脈炎　35
脱髄性疾患　205
多尿　12
多発性筋炎　224
多発性硬化症　205
多発性骨髄腫　144
痰　9
単一遺伝子病　266
胆管炎　86

胆管がん　88
単純性窒息性ガス　261
男性生殖器疾患　179
胆石症　87
胆道疾患　86
胆囊炎　86
胆囊がん　88
蛋白質代謝異常　240

ち

チアノーゼ　8
チーム医療　289
中耳炎　255
中毒　258
腸管出血性大腸菌感染症　98
長期透析の合併症　184
腸結核　68
腸チフス　97
腸閉塞　71

つ

痛風　241
ツツガ虫病　115

て

手足口病　108
低血圧症　32
鉄欠乏性貧血　133
鉄代謝異常　246
転移性肺腫瘍　56
てんかん　203
転帰　14
デング熱　126
伝染性紅斑　114
伝染性単核球症　110

と

動悸　8
糖原病　238

糖代謝異常　236
糖尿病　236
糖尿病チーム　289
洞不全症候群　21
動物毒　258
洞房ブロック　21
動脈管開存症　22
動脈硬化症　33
動脈疾患　33
トキソプラズマ症　124
特異的IgE抗体　220
特異度　275, 276
毒キノコ　259
毒素性ショック症候群　102
特発性血小板減少性紫斑病　146
吐血　10
トラコーマ　117
トリカブト　258
トリプレットリピート病　209

な

内因　1
内分泌疾患　158
鉛中毒　260

に

ニーマン・ピック病　235
二次救命処置　14
二次性高血圧症　31
二次性糖尿病　237
二次予防　285, 286
日内変動　274
乳がん　270
乳がんの腫瘍マーカー　271
乳腺疾患　270
ニューモシスチス肺炎　44, 122
尿管結石　184
尿酸　241
尿酸代謝異常　241

尿道炎　186
尿毒症　182
尿崩症　161
尿路感染症　185
尿路疾患　179
人間ドック　286

ね

ネフローゼ症候群　181
粘液水腫　164

の

脳炎　201
脳血管障害　198
脳血栓　199
脳梗塞　199
脳出血　198
脳腫瘍　204
脳塞栓　199
脳卒中　198
脳動静脈奇形　200
脳動脈瘤　200
農薬中毒　261

は

パーキンソン症候群　206
パーキンソン病　206
肺炎　40
バイオマーカー　271
肺活量　50
肺がんの腫瘍マーカー　271
肺結核症　41
敗血症　104
肺血栓塞栓症　51
肺高血圧症　52
肺循環障害　51
肺真菌症　43
肺線維症　50
梅毒　118

白癬　269
白内障　253
橋本病　165
播種性血管内凝固　149
バセドウ病　163
ハチ毒　258
発育異常　6
白血病　137
発熱　4
パニック値　289
パラコート中毒　262
バラ疹　97
パラチフス　97

病態識別値　278
貧血　133
頻尿　12

ふ

ファロー四徴症　22
風疹　107
フェニルアラニン　234
フェニルケトン尿症　234
フォン・ギールケ病　238
付加価値情報　289
副甲状腺機能亢進症　166
副甲状腺機能低下症　167
副甲状腺疾患　166
副腎疾患　168
副腎性器症候群　172
副腎皮質機能亢進症　169
副腎皮質機能低下症　170
腹水　12
腹痛　7
フグ毒　258
副鼻腔炎　256
浮腫　8
不整脈　19
ブドウ球菌感染症　101
ブドウ球菌性熱傷様皮膚症候群　102
プリオン病　202
プロカルシトニン　97
分子標的薬　270

ひ

非アルコール性脂肪肝　82
非アルコール性脂肪肝炎　82
非結核性抗酸菌症　42
肥大型心筋症　29
ビタミン欠乏症　243
ビタミン代謝異常　243
ビタミンA欠乏　243
ビタミンB_1欠乏　243
ビタミンB_2欠乏　244
ビタミンB_6欠乏　244
ビタミンB_{12}欠乏　133, 134
ビタミンC欠乏　245
ビタミンD欠乏　245
ビタミンK欠乏症　150
ヒトパピローマウイルス　195
ヒト免疫不全ウイルス　111
皮膚筋炎　224
皮膚疾患　269
非Hodgkinリンパ腫　143
肥満　5
びまん性汎細気管支炎　50
病期　13
病気の原因　1
病気の症状　3

へ

閉塞性肺疾患　49
ベーチェット病　227
ヘビ毒　258
ヘモクロマトーシス　246
ヘリコバクター・ピロリ　65, 99
ヘリコバクター・ピロリ感染症　99
ヘルペス感染症　112
ベンス ジョーンズ蛋白　144

変性・脱髄疾患　205
便秘　11

ほ

膀胱炎　186
膀胱腫瘍　188
房室ブロック　21
放線菌症　120
乏尿　12
ホジキンリンパ腫　143
発作性上室頻拍　20
発作性夜間ヘモグロビン尿症　135
発疹　4
ポルフィリン症　233
本態性血小板血症　142
本態性高血圧症　31

ま

マールブルグ病　127
マイコプラズマ肺炎　44
麻疹　106
マラリア　124, 126
慢性胃炎　64
慢性肝炎　81
慢性甲状腺炎　165
慢性骨髄性白血病　138, 141
慢性糸球体腎炎　180
慢性腎臓病　180
慢性腎不全　183
慢性膵炎　90
慢性肉芽腫症　229
慢性閉塞性肺疾患　49
慢性リンパ性白血病　139

み

みずむし　269
ミトコンドリア遺伝病　266
脈の異常　9
脈管疾患　32

む

無γ-グロブリン血症　229
無月経・乳汁漏出症候群　159
無尿　12
ムンプス　108

め

メタボリックシンドローム　247
メニエール病　256
メラー・バロウ病　245
免疫学的機序が関与する肺疾患　46
免疫チェックポイント阻害薬　269
免疫不全　229

や

やせ　5

ゆ

有害物中毒　259
有機リン中毒　261
尤度比　275, 276
有病率　277
輸入感染症　126

よ

溶血性尿毒症症候群　98, 105
溶血性貧血　135
葉酸欠乏　133, 134
陽性的中率　276
陽性予測値　276
予防医学　285
予防接種　286

ら

ラッサ熱　127
卵巣がんの腫瘍マーカー　271
卵巣疾患　196
卵巣腫瘍　196

ランバート・イートン症候群　210

り

リウマチ熱　103, 226
リウマトイド因子　224
リケッチア感染症　115
リハビリテーション　286
リポ蛋白　239
流行性角結膜炎　109
流行性耳下腺炎　108
緑内障　254
リンゴ病　114
淋疾　101
臨床医学　287
臨床検査　287
臨床検査性能評価　275
臨床判断決定値　278
リンパ管疾患　34

る

ループス腎炎　222

れ

レイノー現象　223, 228
レジオネラ症　100
レンサ球菌感染症　102

数字

1型糖尿病　236
1秒率　49
2型糖尿病　237
3塩基繰り返し病　209
5p-症候群　264
5q-症候群　264
17-KS　168
17-OHCS　168
21-ヒドロキシラーゼ欠損症　168

ギリシャ文字

α-フェトプロテイン　85
β_2-ミクログロブリン　190

欧文

A

Adams-Stokes症候群　30
ADAMTS13　147
Addison病　170
ADH不適合分泌症候群　159
AFP　85
AIDS　111
ALL　137
Alzheimer病　206
AML　137
AMoL　138
APL　138
ATL　139
AVP　158
A群β溶血性レンサ球菌　179, 226

B

Basedow病　163
BCR-ABL1 キメラ遺伝子　266
Behçet病　227
BMG　190
BNP　19
brain natriuretic peptide　19

C

CA125　196
CA15-3　270

CEA 56, 76
chronic kidney disease 180
CKD 180
CLL 139
CML 138, 141
COPD 49
Creutzfeldt-Jakob病 202
Crohn病 67
Cushing症候群 169
CYFRA 56

D

DIC 149
Down症候群 264
DPB 50

E

EBM 279
EBウイルス感染症 110
EKC 109
ET 142

F

Fallot四徴症 22
false negative 275
false positive 275

G

Gaucher病 234
GERD 63
GFR 179
Guillain-Barré症候群 207

H

HbA1c 237
Helicobacter pylori 65, 99
hemophagocytic syndrome 152
HER2 270
HIV 111

Hodgkinリンパ腫 143
HPS 152
HPV 195
HUS 98, 105

I

IBS 72
IC 13, 290
IE 24
IgA腎症 180
IGRA 41
informed consent 13
irritable bowel syndrome 72
ITP 146

K

Klinefelter症候群 265

L

Lambert-Eaton症候群 210

M

MCTD 223
MDS 140
Ménière病 256
Moeller-Barlow病 245
MPA 225
MRSA 97, 102

N

NAFLD 82
NASH 82
NBM 279
Niemann-Pick病 235
NSE 56

P

PAN 225
Parkinson症候群 206

Parkinson病 206
PBC 84
PIE症候群 47
PIVKA-II 85
polyarteritis nodosa 225
ProGRP 56
PV 141

R

RA 223
Raynaud現象 223, 228
ROC曲線 277

S

SAS 59
SCC 56, 74
Schönlein-Henoch紫斑病 151
sensitivity 275
Sheehan症候群 160
SIADH 159
SIRS 104
Sjögren症候群 227
SLE 221
sleep apnea syndrome 59
SLX 56

specificity 276
SSS 21
SSSS 102

T

TIA 200
TSS 102
TTP 147
Turner症候群 265

V

Vero毒素 97, 98
von Gierke病 238
von Willebrand病 149
VWD 149

W

Weil病 119
Whippleの三主徴 92
Wilson病 235
WPW症候群 20

Z

Zollinger-Ellison症候群 70, 92

【著者略歴】

小山 高敏
- 1983年 東京医科歯科大学医学部医学科卒業 東京医科歯科大学医学部第一内科入局
- 1988年 ドイツ,マックス・プランク研究所
- 1990年 都立駒込病院血液内科
- 1991年 東京医科歯科大学医学部第一内科助手
- 1993年 東京医科歯科大学医学部助手(保健衛生学科,第一内科併任)
- 1999年 東京医科歯科大学医学部講師(保健衛生学科)
- 2000年 東京医科歯科大学医学部助教授(保健衛生学科,血液内科併任)
- 2001年 東京医科歯科大学大学院助教授(保健衛生学研究科)・遺伝子応用検査学分野長
- 2004年 東京医科歯科大学大学院助教授(保健衛生学研究科)・先端血液検査学分野長
- 2007年 東京医科歯科大学大学院准教授(保健衛生学研究科)・先端血液検査学分野長
- 2017年 東京医科歯科大学医学部血液内科臨床教授
- 現在にいたる 医学博士

高木 康
- 1976年 昭和大学医学部卒業
- 1980年 昭和大学医学部大学院修了(臨床病理学)
- 1982年 昭和大学医学部講師(臨床病理学)
- 1984～86年 米国スクリップス研究所 (research fellow)
- 1986年 昭和大学医学部助教授(臨床病理学)
- 2002年 昭和大学病院臨床検査部長
- 2002年 昭和大学医学部卒後臨床研修センター長
- 2003年 昭和大学医学部教授(医学教育学)兼任
- 2011年 昭和大学教育推進室長兼任
- 2016年 昭和大学副学長
- 2017年 昭和大学特任教授
- 現在にいたる 医学博士

ポケットマスター臨床検査知識の整理
臨床医学総論／臨床検査医学総論

ISBN978-4-263-22410-6

2017年11月10日 第1版第1刷発行

著　者　小　山　高　敏

　　　　高　木　　　康

発行者　白　石　泰　夫

発行所　医歯薬出版株式会社

〒113-8612　東京都文京区本駒込1-7-10
TEL (03) 5395-7620(編集)・7616(販売)
FAX (03) 5395-7603(編集)・8563(販売)
https://www.ishiyaku.co.jp/
郵便振替番号 00190-5-13816

乱丁,落丁の際はお取り替えいたします.　　　印刷・真興社／製本・皆川製本所

© Ishiyaku Publishers, Inc., 2017. Printed in Japan

本書の複製権・翻訳権・翻案権・上映権・譲渡権・貸与権・公衆送信権(送信可能化権を含む)・口述権は,医歯薬出版(株)が保有します.

本書を無断で複製する行為(コピー,スキャン,デジタルデータ化など)は,「私的使用のための複製」などの著作権法上の限られた例外を除き禁じられています.また私的使用に該当する場合であっても,請負業者等の第三者に依頼し上記の行為を行うことは違法となります.

JCOPY <(社)出版者著作権管理機構 委託出版物>

本書をコピーやスキャン等により複製される場合は,そのつど事前に(社)出版者著作権管理機構(電話03-3513-6969, FAX 03-3513-6979, e-mail:info@jcopy.or.jp)の許諾を得てください.